Lohmann

Natürlich ah

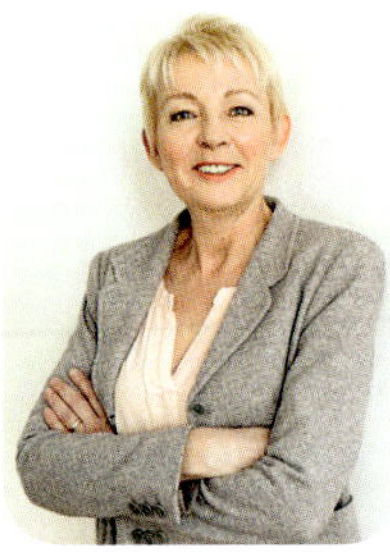

Maria Lohmann ist Heilpraktikerin, Medizinjournalistin und Buchautorin. Seit über 25 Jahren setzt sie sich intensiv mit der Naturheilkunde einschließlich der Schüßler-Salze und ihrer möglichen Einsatzgebiete auseinander. Weitere Schwerpunkte sind gesunde Ernährung und der Säure-Basen-Haushalt. Maria Lohmann weiß: »Dass Schüßler-Salze einen positiven Einfluss auf unsere Gesundheit haben, ist bekannt. Doch auch in der Gewichtsreduktion und Harmonisierung von Stoffwechselfunktionen zeigen sie Erfolge – und das ganz ohne Hungern und Jo-Jo-Effekt.«

Maria Lohmann

Natürlich abnehmen. Schüßler-Salze

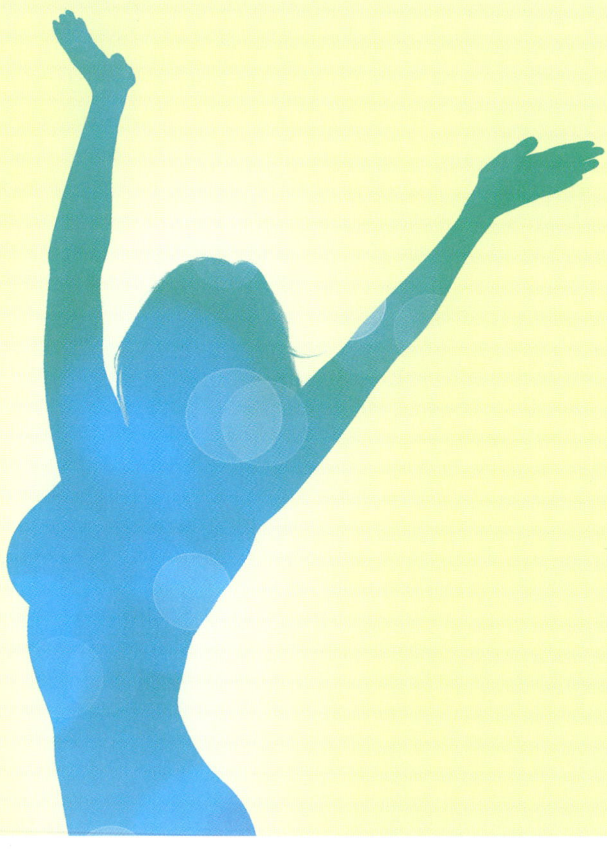

TRIAS

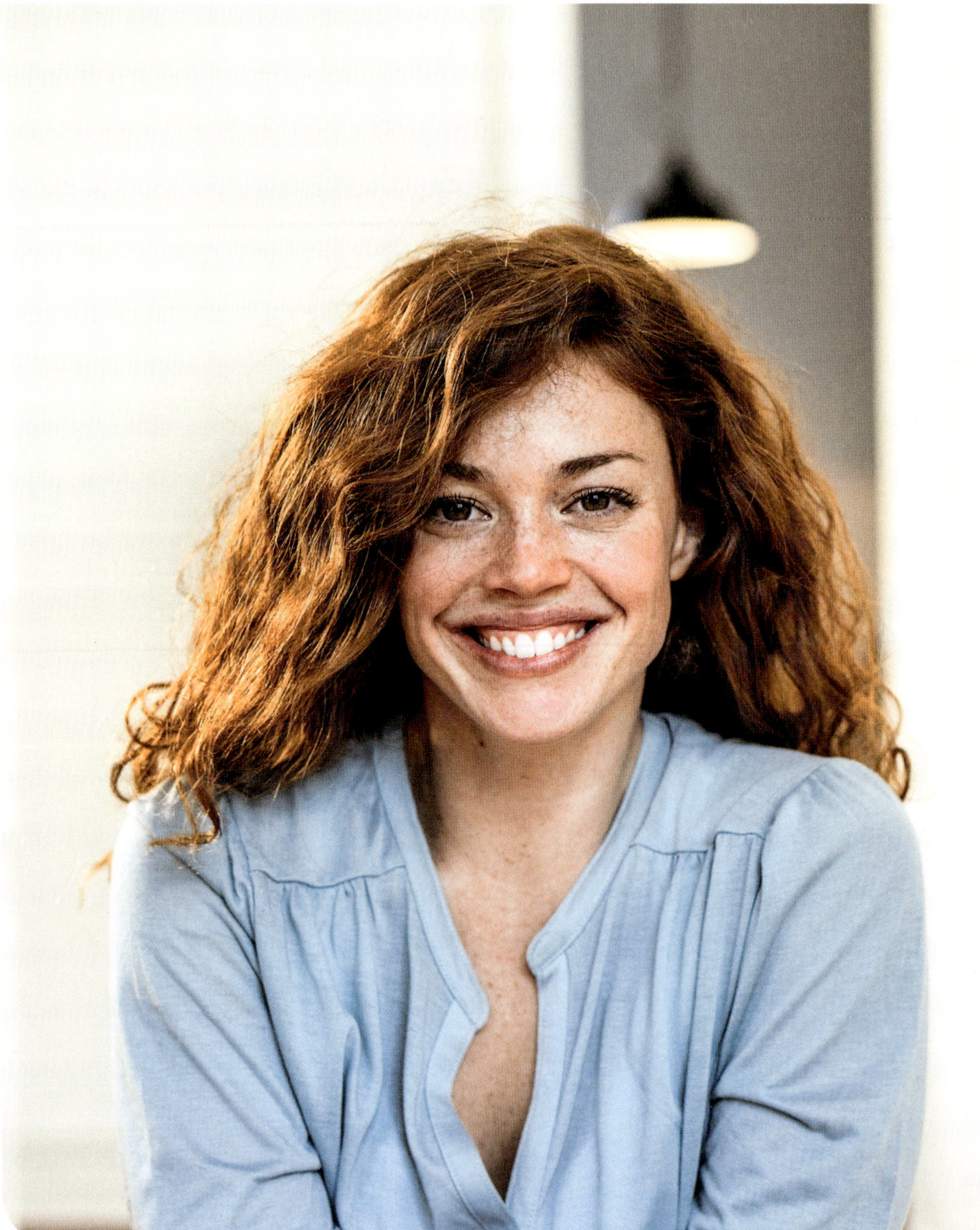

Liebe Leserin, lieber Leser,

Für Millionen von Menschen sind Gewichtsprobleme ein Dauerthema. Das muss nicht sein, denn mit einer Kombination aus den bewährten Schüßler-Salzen, ausgewogener Ernährung und Bewegung lassen sich leicht die Weichen für eine natürliche Gewichtsreduktion stellen. Die gesundheitliche Wirkung von Schüssler-Salzen ist mittlerweile gut bekannt. Wenige wissen jedoch, dass die Salze auch beim Abnehmen helfen können. Sie regen die Ausscheidungsorgane an und machen den Stoffwechsel leistungsfähiger. Und vor allem: Sie lösen Blockaden, die eine natürliche Regulation des Gewichts erschweren.

Teil 1 »Mit Schüßler-Salzen gesund und schlank« Sie erfahren, wie jedes Salz im Körper wirkt, wie es den Zellstoffwechsel beeinflusst und bei welchen Beschwerden es eingesetzt werden kann.

Teil 2 »Hürden auf dem Weg zum Wunschgewicht« Das Kapitel verrät Ihnen, was das Abnehmen so schwierig macht und wie die Schüßler-Salze helfen können. Dazu wurde ein spezielles Mineralsalz-Abnehmpaket entwickelt, das Sie individuell ergänzen können.

Teil 3 »Wochenende für Einsteiger« Hier finden Sie Informationen zur Ernährung und zum Säure-Basen-Haushalt. Für den Einstieg habe ich Ihnen ein Wochenend-Abnehmprogramm (Seite 76) erstellt.

Ihre Maria Lohmann

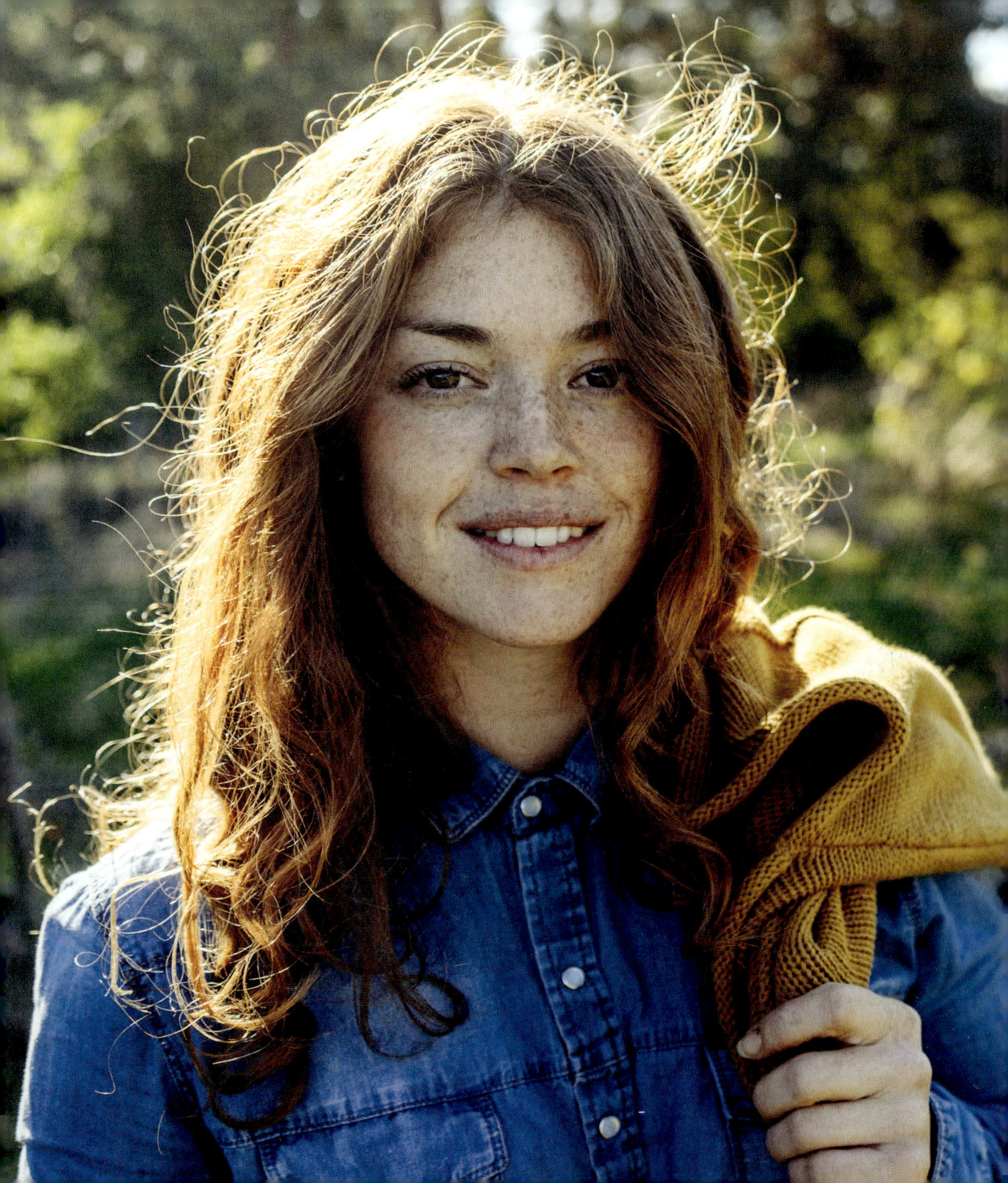

Mit Schüßler-Salzen gesund und schlank

Der Arzt Dr. Wilhelm Heinrich Schüßler (1821–1898) entdeckte, dass nahezu jede Krankheit auf Störungen im Mineralstoffhaushalt der Zellen beruht.

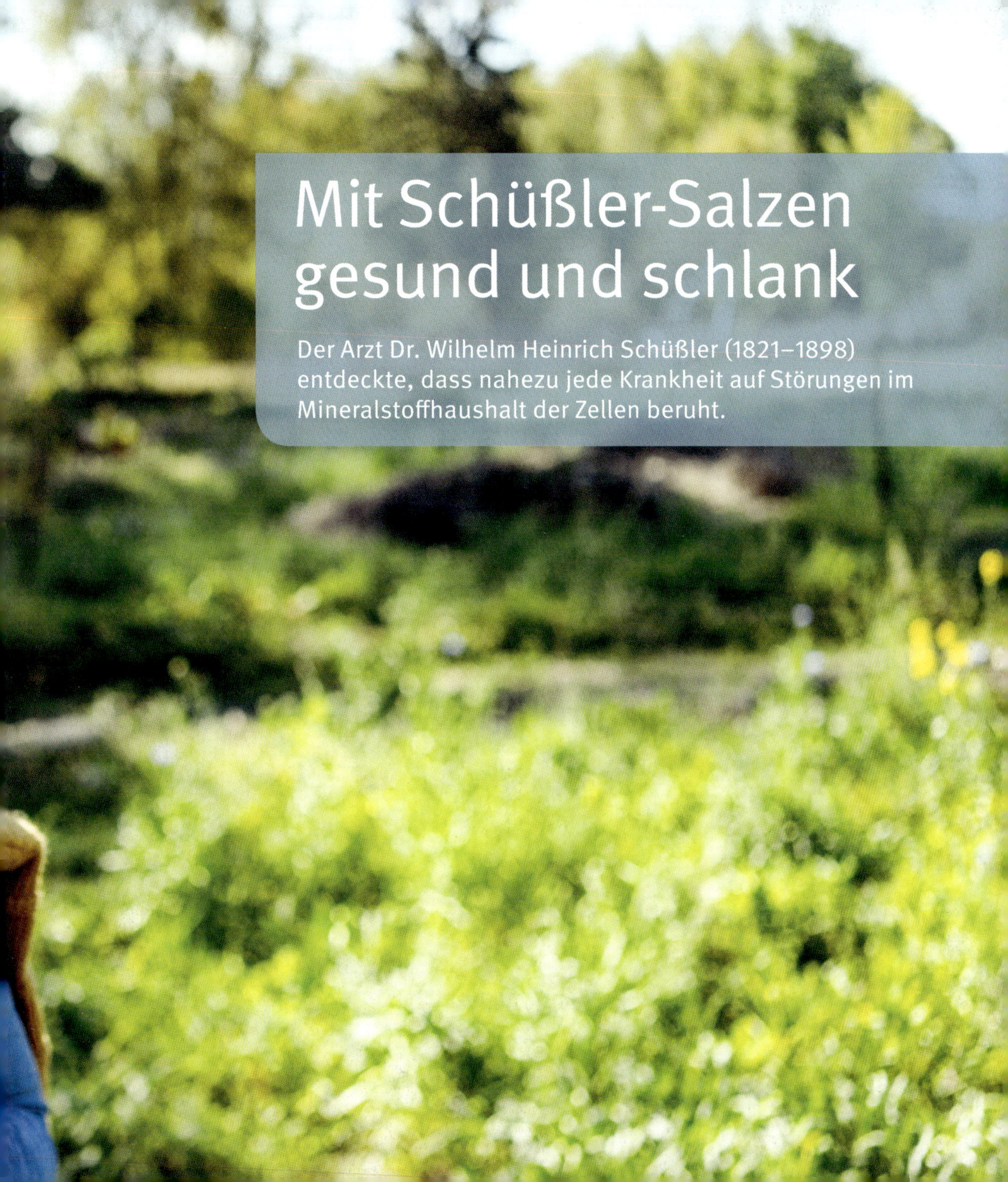

Die Biochemie nach Dr. Schüßler

Schüßler-Salze regen die Ausscheidungsorgane an, fördern die Entgiftungsarbeit und lösen Blockaden, die eine natürliche Regulation des Gewichts verhindern.

Wie Mineralsalze den Stoffwechsel beeinflussen

Salze des Lebens – so nannte der Arzt Dr. Wilhelm Heinrich Schüßler seine zwölf Mineralsalze. Er hatte nach seinem Medizinstudium in Berlin, Gießen und Prag über 15 Jahre Homöopathie betrieben und galt lange Zeit als Vorkämpfer dieser speziellen Therapierichtung. Im Laufe seiner Studien, die wesentlich von Erkenntnissen der Chemie und des Zellstoffwechsels bestimmt waren, stieß er auf die außerordentliche Heilkraft der Mineralsalze. Schüßler gelang es, mit nur zwölf Heilsalzen ein komplettes und wirkungsvolles Heilsystem zu schaffen. 1885 wurde der erste Biochemische Bund gegründet, viele weitere sollten noch folgen. Daraus entwickelte sich eine echte Volksheilkunde, die heute in unzähligen Haushalten zur Anwendung kommt. Dr. Schüßlers Nachfolger entwickelten später noch zwölf weitere Mineralsalze, die sogenannten Ergänzungsmittel.

Schüßler fand heraus, dass die Verteilung und die Verwertung bestimmter Mineralsalze bei verschiedenen Erkrankungen verändert sind: Der Mangel des einen oder anderen Minerals beeinträchtigt den gesamten Zellstoffwechsel. Er hatte zudem erforscht, dass in den verschiedenen Organen und Geweben jeweils eine unterschiedliche Zusammensetzung der Mineralsalze herrscht. So finden sich im Bindegewebe reichlich Silicea, in den Muskeln hohe Konzentrationen von Magnesium phosphoricum, während das Blut große Mengen von Ferrum phosphoricum enthält. Liegt eine Verteilungsstörung der Stoffe im Gewebe vor, ist die Gesundheit stark beeinträchtigt, was einen guten Nährboden für Krankheiten und Beschwerden liefert. Ursache dieser Verteilungsstörungen ist aber meist nicht ein Mangel in der Nahrung, sondern die Nichtverwertbarkeit der jeweiligen Mineralsalze. Die biochemischen Salze können diese krank machenden Blockaden auflösen – Blockaden, die auch bei lästigen Gewichtsproblemen eine wichtige Rolle spielen.

Dabei handelt es sich bei der Biochemie nach Dr. Schüßler keineswegs um eine reine Substitutionstherapie, die fehlende Stoffe ersetzt. Vielmehr stellen die Mineralsalze einen Reiz dar, d.h., sie regulieren den Mineralstoffhaushalt der Zellen und stellen ein gesundes Gleichgewicht her. Die Abläufe in den Zellen normalisieren sich. Auf diese Weise können verschiedene Beschwerden wirkungsvoll und nahezu ohne Risiko von Nebenwirkungen behandelt werden. Darum ist die Biochemie nach Schüßler so gut zur Selbstmedikation geeignet. Doch die Schüßler-Therapie hat selbstverständlich Grenzen: »… man würde der Biochemie Unrecht tun, wollte man sie als ein Heilverfahren, das alles andere überflüssig macht, bezeichnen: es hieße, die Biochemie in eine völlige schiefe Stellung zu bringen«, so der Arzt Schüßler.

Natürliche Stoffe – speziell aufbereitet

Die heilenden Mineralstoffe, die auch in natürlicher Weise im Körper vorkommen, wie Kochsalz, Kieselsäure oder Kalziumfluorid, wurden von Schüßler in einer

Die fünf Leitsätze der Biochemie nach Dr. Schüßler

1. Alle Krankheiten entstehen durch einen Mangel an bestimmten lebensnotwendigen Mineralstoffen.
2. Die im Blut und in den Geweben vertretenen anorganischen Stoffe genügen zur Heilung aller Krankheiten, die überhaupt heilbar sind.
3. Die Zuführung der Mineralsalze darf nur in geringsten (= potenzierten) Dosen erfolgen.
4. Die Mittel müssen so potenziert (homöopathisch aufbereitet) werden, dass der Übertritt der Mineralstoffe durch die Mundschleimhaut direkt ins Blut und von dort in die Zellen erfolgen kann.
5. Gesund ist der Mensch, wenn alle zwölf Lebenssalze im Körper in der richtigen Menge am richtigen Ort sind.

speziellen Weise aufbereitet, damit sie von den Körperzellen optimal aufgenommen werden können.

Biochemie: Chemie des Lebens

Bei den Schüßler-Salzen handelt es sich um Mineralstoffverbindungen, die aus zwei unterschiedlichen Teilen bestehen. Die Teile sind elektrisch geladen und werden daher auch als Ionen bezeichnet. Der eine Teil ist positiv, der andere negativ geladen. Nehmen wir als Beispiel das im Haushalt übliche Kochsalz (Natrium chloratum): Das Natrium-Ion ist positiv geladen, das Chlor-Ion negativ. Verbinden sich die gegensätzlich geladenen Ionen miteinander, entsteht ein Salz, in diesem Fall Kochsalz. Aufgrund dieser Verbindungen tragen alle Schüßler-Salze Doppelnamen, wie Ferrum phosphoricum, Kalium sulfuricum oder Calcium fluoratum. Am häufigsten kommen Mineralsalze mit einer Phosphatgruppe vor.

Die Behandlung mit Schüßler-Salzen

Der tägliche Bedarf an Mineralstoffen lässt sich mit den Schüßler-Salzen nicht decken. Das ist auch nicht erklärtes Ziel oder die Aufgabe der Salze. Es handelt sich bei der Biochemie nach Schüßler nicht um eine Therapie, die fehlende Stoffe ersetzt. Vielmehr stellen die Mineralsalze eine Information für den Organismus, im Sinne einer Regulationstherapie, dar. Wer die Salze einnimmt, sollte auch darauf achten, mit der täglichen Nahrung genügend Mineralien und Spurenelemente zuzuführen.

Biochemische Salze sind der Schlüssel zu den Körperzellen

Konkret heißt das: Bei einem nachgewiesenen Mangel an einem Mineral, wie z. B. Calcium, reicht die alleinige Einnahme von Schüßler-Salzen nicht. Aber: Mit der gleichzeitigen Einnahme von Mineralsalz Nr. 2 Calcium phosphoricum und speziellen Calcium-Präparaten lässt sich die Calciumresorption und -verwertung im Körper (z. B. zur Osteoporosevorbeugung) erheblich verbessern. Wann immer eine Mineralsubstitution notwendig sein sollte, ist dazu eine parallele Einnahme des passenden Schüßler-Salzes ideal, denn die Salze ebnen den Weg des Mineralstoffes in den Organismus. Liegt etwa ein Eisenmangel vor, wird – neben der Einnahme eines Eisenpräparats – Mineralsalz Nr. 3 Ferrum phosphoricum dafür sorgen, dass der Körper im ersten Schritt das fehlende Eisen aus der Nahrung optimal aufnimmt und im zweiten Schritt auch an den richtigen Ort bringt.

Versteckte Mineralsalzstörungen. Auf jeder Stufe der chemischen Abbaureaktionen und Stoffwechselaktivitäten ist eine Vielzahl von Enzymen und Mineralsalzen erforderlich. Die Erfahrung zeigt übrigens, dass bei vielen Menschen nicht nur bei einem Mineralsalz, sondern bei mehreren Salzen gleichzeitig eine Störung vorliegt. Wie äußert sich das? Das Salz mit dem größten Defizit tritt dabei mit seinen Symptomen und Beschwerden in den Vordergrund und verdeckt möglicherweise weitere Störungen im Mineralhaushalt. So kann es gut sein, dass erst nach Regulation des einen Mangels die nächste Mineralsalzstörung zum Vorschein kommt. Mit richtig ausgewählten Schüßler-Salzen werden jedoch alle Ebenen der Störung erreicht. Diese Situation lässt sich mit einem Holzfass vergleichen, bei dem einige Bohlen in unterschiedlicher Höhe abgebrochen sind. Das Fass wird immer bis zum niedrigsten Brett leer laufen.

Mögliche Ursachen für Störungen im Mineralhaushalt

- mineralstoffarme Ernährung, Fast Food
- Verteilungs- oder Verwertungsstörungen der Mineralsalze

- gestörte Aufnahme der Salze im Darm
- Übersäuerung
- Stress
- organische Erkrankungen wie Diabetes oder Nierenerkrankungen
- Medikamente: z.B. entwässernde Arzneimittel oder Abführmittel
- koffeinhaltige Getränke (Kaffee, Cola) und Softdrinks
- Durchfall oder Erbrechen

Störungen trotz gesunder Ernährung?

Viele Menschen können sich kaum vorstellen, dass sich eine Störung im Mineralhaushalt sogar entwickeln kann, obwohl man sich ausgewogen ernährt. So könnte man meinen, dass bei richtiger Ernährung die Versorgung des Körpers mit allen Mineralstoffen gewährleistet ist. Das ist aber nicht immer der Fall. Manchmal können die Zellen die aufgenommenen Mineralsalze nicht verwerten. Es handelt sich um eine Verteilungsstörung bzw. eine Auswertungsstörung. Erst die richtige Wahl des Schüßler-Salzes bringt die Mineralstoffe wieder dorthin, wo sie gebraucht werden. Schüßler hatte erkannt, dass es nicht ausschließlich darum geht, einen Mangel an Mineralsalzen mengenmäßig auszugleichen. Vielmehr muss bei der Behandlung dafür gesorgt werden, dass die Zellen die aufgenommenen Nährstoffe auch wirklich nutzen können.

Trinken nicht vergessen!

Nur wenn ausreichend getrunken wird, können die Mineralsalze optimal wirken. Die durch die Schüßler-Salze gelösten Stoffwechsel- und Giftstoffe benötigen als Transportmittel unbedingt genügend Flüssigkeit. Zu empfehlen sind stilles Wasser, Kräutertee und Saftschorlen.

Die Mineralsalzmethode

Die Schüßler-Methode ist ein Rundum-Konzept und beruht auf einem ganzheitlichen Ansatz. Unterstützt durch eine gesunde Ernährung ist die Einnahme der Schüßler-Salze besonders wirkungsvoll.

Zum Programm gehören folgende Bausteine, die einen Synergieeffekt haben:

- ausgewählte Schüßler-Salze im Mineralsalz-Abnehmpaket
- Regulation und Harmonisierung des Säure-Basen-Haushaltes
- gesunde Ernährung
- Bewegung
- Entsäuerungsbäder, Leberwickel

Wirkung der Schüßler-Salze auf gestörte Stoffwechselprozesse

- Lösung von Stoffwechsel- und Abnehmblockaden
- Regulation des Säure-Basen-Haushaltes
- Ausleiten und Abtransport von Schadstoffen
- Harmonisierung des Eiweiß- und Kohlenhydratstoffwechsels
- Förderung der Fettverbrennung
- Entschlackung und Entgiftung des Bindegewebes
- Stärkung des Bindegewebes
- Anregung der Leberfunktion
- Aktivierung von Stoffwechsel und Verdauung
- Aktivierung der Fließgeschwindigkeit von Lymphe und Blut
- Erneuerung von Zellgewebe
- Beseitigung von Stauungen
- Reinigung von Gewebe, Blut und Lymphe
- Vitalisierung und Kräftigung des Organismus
- Verbesserung der Aufnahme und Verwertung von Mineralsalzen aus der Nahrung

Weniger bekannte Ursachen von Übergewicht

Auch wenn Sie sich schon lange mit dem Thema Übergewicht auseinandersetzen, ist es gut möglich, dass Sie noch nie jemand auf den Zusammenhang zwischen Stoffwechselblockaden im Körper und überzähligen Pfunden hingewiesen hat. Häufig ist Übergewicht ein Kompensationsmechanismus des Körpers. Hinter den Pfunden steht das Bemühen des Körpers, ein Gleichgewicht wichtiger Stoffwechselvorgänge zu erhalten.

In eine ähnliche Richtung gehen auch die Forschungsergebnisse des renommierten Ernährungsexperten Dr. Bircher-Benner (1867–1939). Nach seinen Erfahrungen entsteht Übergewicht durch eine Art »Reizhunger«. Die Betroffenen führen trotz erhöhter Kalorienaufnahme ihrem Organismus zu wenige lebenswichtige Nährstoffe wie Mineralien und Vitamine zu. Diesen Mangel versucht der Körper durch eine vermehrte Nahrungsaufnahme auszugleichen. Da aber häufig nicht die richtigen Nahrungsmittel zugeführt werden, bleibt dieses Defizit trotz

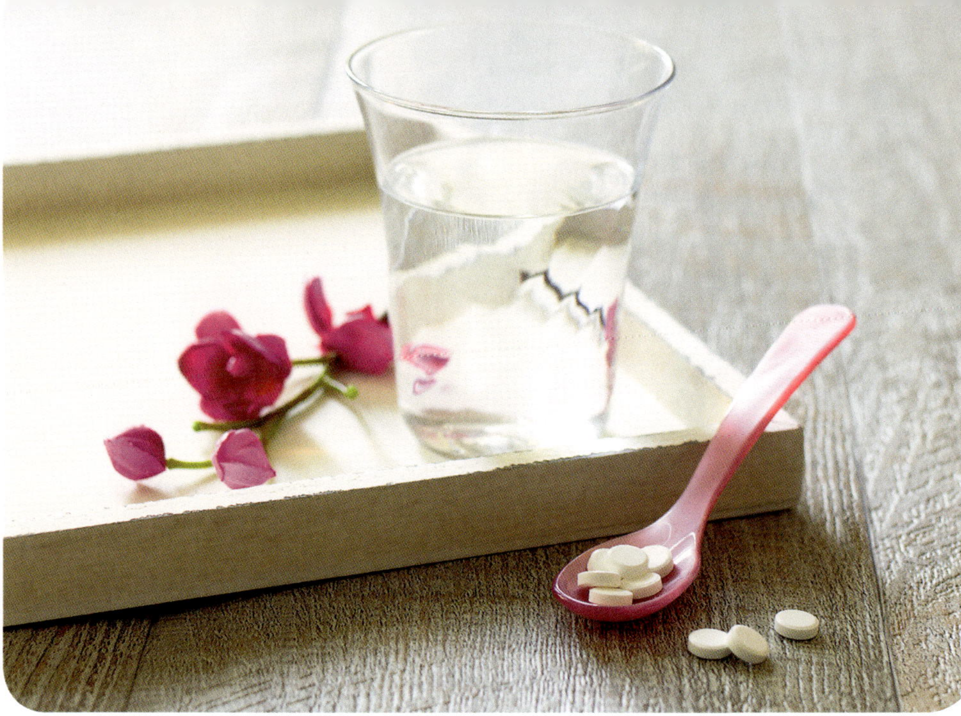

der erhöhten Kalorienzufuhr bestehen. Auch durch den gefürchteten Jojo-Effekt, der sich häufig nach Crash-Diäten einstellt, steigt das Körpergewicht.

Schalter zum Abnehmen

Da alle Funktionen des Körpers in engem Zusammenhang stehen, hat eine Störung des Mineralhaushaltes auch Auswirkungen auf den Wasser- und Säure-Basen-Haushalt und die Entgiftungsfunktion. Was im Einzelnen beim Abnehmen stört und welche Salze helfen können, erfahren Sie im Kapitel zu den Blockaden (Seite 42). Zusammengefasst sind es sieben Abnehmblockaden, die die Regulation behindern. Richtig gewählte biochemische Salze wirken wie ein Signal, um den gesundheitlichen Prozess in Gang zu setzen.

Warum machen herkömmliche Diäten eher dick als schlank?

Wird durch eine Diät die Kalorienzufuhr stark gedrosselt, schaltet der Stoffwechsel auf »Sparflamme«: Um für »Notzeiten« vorzusorgen, wird das Essen besonders effektiv verwertet. Kehrt man zu den alten Ernährungsgewohnheiten zurück, steigt das Gewicht umso schneller.

Test: Ist Ihr Mineralhaushalt gestört?

Machen Sie den Test. Wenn Sie mehr als vier Punkte mit »Ja« beantworten, ist das Schüßler-Schlank-Programm (Seite 76) ideal für Sie. Lassen Sie aber zuvor von Ihrem Arzt bestätigen, dass keine organische Erkrankung vorliegt.

Test zu Ihrem Mineralhaushalt

	Checkliste Mineralhaushalt	Ja	Nein
1	Ich habe schon mehrere Diäten ausprobiert, mehr oder weniger erfolgreich.	☐	☐
2	Ich möchte gern mein Gewicht reduzieren.	☐	☐
3	Ich habe ständig Appetit oder häufig Heißhungerattacken.	☐	☐
4	Mein Bindegewebe ist eher schwach (Hautfalten, Cellulite).	☐	☐
5	Mein Stoffwechsel ist langsam bzw. träge. Wenn ich einmal etwas mehr esse, sieht man das gleich auf der Waage.	☐	☐
6	Ich fühle mich kraftlos, energielos und wie ausgelaugt.	☐	☐
7	Ich leide unter einer lähmenden Müdigkeit.	☐	☐
8	Ich habe Hautprobleme (Mitesser, große Hautporen, Akne) bzw. neige zu unreiner oder fetter Haut.	☐	☐
9	Mein Haar ist spröde, glanzlos und matt.	☐	☐
10	Bei mir treten Verdauungsstörungen auf (z. B. saures Aufstoßen, Blähungen, Magendrücken, Verstopfung).	☐	☐
11	Stimmungsmäßig bin ich häufig lustlos und antriebslos.	☐	☐
12	Meine Blutfettwerte sind erhöht.	☐	☐
13	Mein Blutdruck ist erhöht.	☐	☐
14	Ich habe den Wunsch, mich positiv zu verändern.	☐	☐

Die Schüßler-Salze und ihre Wirkung

Jedes Salz hat unverwechselbare Wirkeigenschaften. Wenn Störungen existieren, treten äußerlich Veränderungen auf, die uns helfen, einen Mangel frühzeitig zu erkennen und zu beheben.

Die klassischen 12 Schüßler-Salze

Auf den folgenden Seiten finden Sie einen Überblick über die 12 wichtigsten Schüßler-Salze und ihre teils überraschenden Wirkungen auf Ihren Körper – und Ihre Persönlichkeit!

Kleine Reize – große Wirkung

Schüßler-Salze werden nach dem klassischen homöopathischem Prinzip aufbereitet: Man verreibt intensiv neun Teile Milchzucker mit einem Teil der Ursubstanz und erhält eine D1. »D« wie Dezimalpotenz bezeichnet das Potenzieren eines Wirkstoffs um den Faktor 10. Nun wird von dieser D1 wiederum ein Teil mit neun Teilen Milchzucker verrieben und man erhält die zweite Dezimalpotenz, die D2. In dieser Art verfährt man weiter und erhält die Potenzen D3, D6 und D12, die in der Behandlung mit den Schüßler-Salzen vorwiegend eingesetzt werden.

Mit dieser Art der Verarbeitung erreichen die Salze eine höhere Veredelungsstufe und gelangen leichter in die Zellen als nicht potenzierte Stoffe.

Mineralsalz Nr. 1: Calcium fluoratum D12

Wirkungsrichtung. Calcium fluoratum (Flussspat) sorgt für einen elastischen und kräftigen Körperbau. Überall, wo Strukturen im menschlichen Körper mechanisch geschützt werden müssen, hat das wasserunlösliche Calcium fluoratum große Bedeutung. Es gibt dem Bindegewebe Festigkeit, fördert die Resorption von Gefäßverhärtungen und wandelt sie wieder in elastisches Gewebe um. In unserem Körper befinden sich etwa 1,2 kg Calcium, die zum größten Teil dem Aufbau, dem Erhalt und der Festigung von Knochen und Zähnen dienen.

Aber Calcium spielt auch bei der Funktion von Muskeln und Nerven eine wichtige Rolle und besitzt einen hemmenden Einfluss auf allergische Reaktionen.

Äußerliche Zeichen. Bei einem Mangel lassen sich am oberen und unteren Augenlid kleine Längs- und Querfalten erkennen. Die Augenränder sind dunkel und können rötlich oder schwärzlich verfärbt sein. Die Zahnspitzen können durchsichtig erschei-

Die Potenzen und ihr Arzneigehalt

D1	1 : 10	$1 : 10^{1}$
D2	1 : 100	$1 : 10^{2}$
D3	1 : 1 000	$1 : 10^{3}$
D6	1 : 1000 000	$1 : 10^{6}$
D12	1 : 1000 000 000 000	$1 : 10^{12}$

nen. Eine mangelnde Elastizität der Haut zeigt sich in der Neigung zu Besenreisern und Krampfadern. Typisch sind auch eine schlaffe Bauchdecke, die Neigung zu einem Hängebauch sowie Schwangerschaftsstreifen. Die Fingernägel sind spröde und splittern leicht. Rissige Hände und Schwielen sind ebenfalls Hinweise für einen schon länger bestehenden Mangel an Calcium fluoratum. Oftmals leiden die Betroffenen auch unter Fehlstellungen der Füße, z. B. Senk- oder Spreizfüßen.

Persönlichkeitsbild. Knochen, Gelenke und Sehnen sind der tragende Teil des Körpers. Eine Haltungsschwäche und die Schwäche des Bindegewebes können Ausdruck von zu wenig Distanz und Stärke gegenüber der Umwelt sein. Häufig besteht bei einer Störung im Calcium-fluoratum-Haushalt eine (unbegründete) Angst vor finanzieller Verarmung. Diese Angst bestimmt das Handeln und wirkt lähmend. Hinter dieser Sorge vor materiellem Verlust verbirgt sich mehr oder weniger unbewusst auch die Furcht, nicht immer genügend zu essen zu haben. Deshalb wird bei den Mahlzeiten gerne überreichlich und übermäßig zugegriffen. Wird der Calcium-fluoratum-Haushalt

Die verschiedenen Gruppen der Schüßler-Salze

Stoffgruppe	Salz	Wirkung auf
Sulfat	Kalium sulfuricum Natrium sulfuricum Calcium sulfuricum	Entgiftungsprozesse
Phosphat	Calcium phosphoricum Ferrum phosphoricum Kalium phosphoricum Magnesium phosphoricum Natrium phosphoricum	Nerven
Chlorid	Kalium chloratum Natrium chloratum	Schleimhaut Säure-Basen-Haushalt
Fluorid	Calcium fluoratum	Knochenmineralisation
Silicium	Silicea	Kollagen, Bindegewebe

harmonisiert, gewinnen die Betroffenen an innerer Beweglichkeit und Handlungsfähigkeit und können auch in materiellen Angelegenheiten besser loslassen.

Bewährte Einsatzgebiete. Bindegewebsschwäche, Knochen- und Zahnerkrankungen, Haltungsschwäche, Neigung zu Karies, Venenleiden, Gelenkbeschwerden, Hämorrhoiden, Hautprobleme sowie frühes Altern der Haut und Erschlaffungszustände des Gewebes. Wärme, Bewegung und Berührung verbessern die Beschwerden. Hingegen verschlimmern Kälte, feuchtes Wetter und zu viel Ruhe oder Schonung die Beschwerden.

Tipp Calcium fluoratum ist das Mineralsalz für das Stütz- und Bindegewebe. Es hilft bei Knochen-, Haut- und Nagelproblemen. Als langsam wirkendes Mittel sollte es über einen längeren Zeitraum genommen werden.

Für straffe Haut. Zur Festigung des Bindegewebes sollten Sie Calcium fluoratum am besten innerlich und äußerlich über einen längeren Zeitraum anwenden. Bei Erschlaffung des Gewebes und während der Schwangerschaft vorbeugend den Bauch zweimal täglich leicht mit der Creme Nr. 1 Calcium fluoratum massieren. Ideal ist eine Kombination mit Kieselsäure, Siliceacreme Nr. 11.

Mineralsalz Nr. 2: Calcium phosphoricum D6

Wirkungsrichtung. Calcium phosphoricum (Calciumphosphat) ist ein wichtiges Aufbau- und Kräftigungsmittel für den Körper. Es unterstützt die Bildung von körpereigenem Eiweiß. Schüßler empfiehlt das Salz nicht nur wegen der beruhigenden Wirkung auf das Nervensystem, sondern auch, weil es die Zellerneuerungsprozesse von Knochen, Zähnen, Blut und Gewebe unterstützt. Calcium phosphoricum ist das am häufigsten vorkommende Salz im Organismus. Es bildet vor allem die Knochenmasse (Skelett) und kommt darüber hinaus in allen Körperzellen vor, insbesondere auch in Muskel- und Blutzellen.

Äußerliche Zeichen. Charakteristisch bei einem Mangel an Calcium phosphoricum ist eine durchscheinende alabasterfarbige Blässe. Das Gesicht erscheint wie aus Wachs, besonders an den Schläfen. Der Mensch wirkt blutarm, der Gesichtsausdruck ist kränklich. Sie frieren leicht und neigen doch zu vermehrter Schweiß-

Gewusst wie – die Salze richtig einnehmen

Damit die Einnahme von Schüßler-Salzen den gewünschten Effekt hat, müssen Sie einige Dinge beachten. Zeitpunkt, Dosis, Nebenwirkungen – hier finden Sie alles auf einen Blick.

Sind Unverträglichkeiten möglich?

Unverträglichkeiten sind nicht zu befürchten, da es sich bei den Schüßler-Salzen um körpereigene Verbindungen handelt. Eine Unverträglichkeit kann allerdings in Zusammenhang mit der Trägersubstanz der Tabletten auftreten, dem Milchzucker. Einige Tabletten enthalten Weizenstärke, das kann für Menschen mit einer Glutenunverträglichkeit ein Problem sein. Für sie eignen sich Produkte, denen statt des Weizenklebers Kartoffelstärke beigegeben ist.

Die Schüßler-Mineralsalze werden auf einer Milchzucker-Grundlage hergestellt. Was ist, wenn eine Laktose-Unverträglichkeit vorliegt?

Bei Menschen mit einer Laktose-Unverträglichkeit (Laktose-Intoleranz) reagiert der Körper auf größere Mengen der Tabletten mit Magen-Darm-Beschwerden wie Blähungen oder Durchfall.

Wenn Sie aus bestimmten Gründen keine Tabletten einnehmen können oder wollen, besteht die Möglichkeit, auf andere homöopathische Darreichungsformen in der gleichen Potenz auszuweichen. Andere Formen sind Tropfen (Verschüttelungen mit Wasser oder Alkohol) oder Globuli (Streukügelchen auf Rohrzuckerbasis). Fünf Globuli bzw. fünf Tropfen entsprechen einer Tablette.

Wann soll man die Mineralsalze am besten einnehmen?

Am besten eine halbe Stunde vor den Mahlzeiten oder eine Stunde nach dem Essen. Günstig ist es, die Salze möglichst lange im Mund zu belassen, damit sie über die Mundschleimhaut ins Blut gelangen und von dort zu den Zellen gespült werden.

Gibt es Nebenwirkungen?

Nebenwirkungen sind nahezu nicht möglich, denn bei den Schüßler-Salzen handelt es sich um Stoffe, die der Körper sehr gut verträgt. Schließlich sind es Mineralsalze, die natürlicherweise überall im menschlichen Organismus vorkommen und die wir auch jeden Tag mit der Nahrung aufnehmen.

Darf man neben den Schüßler-Salzen auch andere Medikamente bzw. homöopathische Mittel einnehmen?

Eine Beeinflussung durch oder Wechselwirkung mit anderen Medikamenten ist nicht bekannt, so dass die Salze auch mit anderen Therapien kombiniert werden können.

Was ist, wenn sich die Beschwerden vorübergehend verschlimmern?

Bei der Einnahme von biochemischen Salzen und homöopathischen Mitteln kann es zunächst zu einer Verschlimmerung der Beschwerden kommen. Diese sogenannte Erstverschlimmerung ist jedoch im Grunde ein positives Zeichen, zeigt sie doch, dass der Körper reagiert und in Bewegung gerät – in Richtung Heilung. Wenn die Beschwerden stark sind, kann es ratsam sein, eine Pause einzulegen bzw. erst nach Abklingen der Beschwerden die Einnahme der Schüßler-Salze fortzusetzen.

Wie werden die Schüßler-Salze bei akuten Beschwerden dosiert?

Bei akuten Beschwerden alle fünf Minuten eine Tablette im Mund zergehen lassen, bis eine Besserung eintritt. Noch wirksamer: Zehn Tabletten in heißem Wasser auflösen und in kleinen Schlucken trinken.

Kann man die Schüßler-Salze überdosieren?

Das ist kaum möglich. Denn die Menge des Wirkstoffs ist aufgrund der Herstellung (der sogenannten Potenzierung) sehr gering. Werden die Mittel allerdings in großen Mengen genommen, wirken sie aufgrund der Laktose abführend.

bildung. Häufig sind es eher große, blonde und blasse Menschen, die Salz Nr. 2 benötigen. Typisch sind ihr feines Haar und ihre feine Haut, die zu kleinen Pickeln neigt. Am Morgen wachen sie – trotz sorgfältiger Zahnhygiene – mit einem unangenehmen Mundgeruch auf.

Persönlichkeitsbild. Viele Ängste bestimmen das Leben. Es sind meistens lebhafte Menschen, die aber schnell müde und erschöpft sind. Forscht man genauer nach, sind Menschen mit einer Calcium-phosphoricum-Störung unzufrieden mit ihrer Lebenssituation. Mit Essen kompensieren sie dieses Gefühl ein wenig. Auffällig sind das starke Verlangen und der Heißhunger nach pikanten und stark gewürzten Speisen wie Geräuchertem, Schinken, Speck, Gesalzenem und Senf. Mit Vorliebe werden abends Alkohol (Wein) und schwer verdauliche Speisen wie Fleisch und sogar Süßes auf den Tisch gebracht. Das belastet den Calcium-phosphoricum-Haushalt nur noch mehr. Kein Wunder, dass Betroffene schlecht ein- und durchschlafen können und sich am Morgen nicht erholt fühlen. Gleicht man diesen Mangel aus, kehren Wohlbefinden und innere Zufriedenheit zurück.

Bewährte Einsatzgebiete. Alle Knochen- und Zahnerkrankungen, Osteoporose, Blutarmut, rasche Ermüdbarkeit, nervöse Erschöpfung, Schlafstörungen, zur Kräftigung bei Schwächezuständen, Wetterfühligkeit, Allergien. Die Beschwerden verschlimmern sich nachts, bei Zugluft sowie in feuchter Umgebung. Wärme bessert. Sie frieren leicht und neigen doch zu vermehrter Schweißbildung.

Tipp Calcium phosphoricum ist das Mineralsalz für Aufbau und Kräftigung. Es unterstützt Heilungs- und Wachstumsprozesse. Als klassisches Aufbaumittel wird es kurmäßig über einen Zeitraum von mindestens sechs Wochen genommen.

Mineralsalz Nr. 3: Ferrum phosphoricum D12

Wirkungsrichtung. Eisen ist zentraler Baustein des Blutfarbstoffes Hämoglobin und maßgeblich an der Energiegewinnung in den Zellen beteiligt. Da es hilft, Sauerstoff in jede Zelle zu bringen, wird es auch als Sauerstoffträger bezeichnet. Ohne Eisen kommt es zu Störungen des Immunsystems. Bekanntermaßen ist Eisen im Kindesalter für das Wachstum lebenswichtig, und auch während der Schwangerschaft besteht ein erhöhter Bedarf. Ferrum phosphoricum ist in allen Zellen des Körpers enthalten.

Äußerliche Zeichen. Im akuten Krankheitsstadium sind Stirn und Wangen gerötet. Besteht ein chronischer Mangel, zeichnen sich schwarze, schattenhaft schwarzgraue bis bläulich schwärzliche Verfärbungen im Bereich von Augen und Nase ab. Die Betroffenen sehen dadurch übernächtigt aus.

Persönlichkeitsbild. Durch den Mangel an Ferrum phosphoricum (Eisenphosphat) entwickelt sich eine mehr oder weniger große Schwäche und Kraftlosigkeit – körperlich und geistig. Der Organismus hat das Bestreben, diese mangelnde Kraft auszugleichen – mit übermäßig viel Essen. Das kann jedoch nicht von Erfolg gekrönt sein. Zwar werden dem Körper mit der Nahrung verstärkt Nährstoffe zugeführt, sie gelangen aber durch verschiedene Abnehmblockaden nicht dorthin, wo sie dringend benötigt werden, in die Zelle. Das Einzige, was zunimmt, ist das Körpergewicht. Gegen Fleisch und Milch besteht eine Abneigung. Durch die mangelnde Kraft ist meist auch die Atmung flach, was einerseits die Versorgung mit Sauerstoff verschlechtert und andererseits auch die Abatmung von Säuren und anderen belastenden Stoffen erschwert. Bei einem ausgeglichenen Ferrum-phosphoricum-Haushalt verliert der Körper das Bestreben, ständig nach Essen zu verlangen. Regelmäßige Atemübungen mit freier und tiefer Atmung sowie Bewegung an der frischen Luft geben zusätzlich neue Kraft.

Bewährte Einsatzgebiete. Plötzlich auftretende entzündliche und fieberhafte Erkrankungen im ersten Krankheitsstadium, Fieber bis 39 °C, Kinderkrankheiten, Blutarmut (Anämie), körperliche Überanstrengungen, akute Wunden und (Schnitt-)Verletzungen, Vorbeugung gegen Muskelkater, Konzentrationsmangel. Die Beschwerden verschlimmern sich nachts und durch Wärme.

Tipp Ferrum phosphoricum gilt als das Mineralsalz für das Abwehrsystem – ein Erste-Hilfe-Mittel und allgemeines Schmerzmittel der Biochemie. Bei akuten Beschwerden in kurzen Abständen einnehmen, um dem Körper wiederholte Signale zur Heilung zu geben.

Mineralsalz Nr. 4: Kalium chloratum D6

Wirkungsrichtung. Kalium chloratum (Kaliumchlorid) ist wichtig für den Eiweißstoffwechsel und die Kohlenhydratverwertung im Sinne einer Stoffwechselanregung. Ferner besitzt das Salz entgiftende Eigenschaften, regt den Lymphfluss an und ist ein wichtiges Heilmittel bei Infekten in der »blühenden« Phase. Kalium ist Bestandteil aller Körperzellen. Vor allem in den roten Blutkörperchen ist das Salz unentbehrlich, aber auch in Gehirn-, Nerven- und Muskelzellen. Es kräftigt die Schleimhautfunktion und unterstützt die Funktion des Magen-Darm-Traktes. Ein Mangel an Kalium führt zu Herzrhythmusstörungen und Veränderungen der Skelettmuskulatur.

Äußerliche Zeichen. Ein Mangel zeigt sich in hellblauen Augenschatten, die an die Farbe von milchig-bläulichem Topfenquark erinnern. Auch an der Oberlippe kann man gelegentlich diese Verfärbung beobachten. Wegen seiner ausgeprägten Beziehung zu den Schleimhäuten erfolgt die Entgiftung direkt über diesen Weg: Bei akuten Erkrankungen werden dicke weiße oder weißgraue Sekrete über die Atemwegsschleimhäute aus dem Körper geleitet, im Sinne einer Reinigung. Ist der Kalium chloratum-Stoffwechsel gestört, versucht der Körper vermehrt, Schadstoffe über die Haut auszuleiten. In der Folge entwickeln sich Hautunreinheiten.

Persönlichkeitsbild. Menschen, die beruflich überwiegend am Computer arbeiten, in ihrer Freizeit gern vor dem Fernseher sitzen oder abends lange im Internet surfen, geraten aufgrund dieser elektromagnetischen Belastungen leicht in eine Mangelsituation, die den Stoffwechsel erheblich durcheinanderbringt. Meist handelt es um recht emotionale, gutmütige Menschen, die zu Übergewicht neigen. Dass ihre Beschwerden durch Fett, schweres Essen und kräftig gewürzte Speisen schlechter werden, ist Kennzeichen des belasteten Stoffwechsels. Mit Alkohol sollten sich die Betroffenen zurückhalten, da er die Kalium chloratum-Speicher »leer räumt«.

Bewährte Einsatzgebiete. Entzündungs- und Fiebermittel im zweiten Krankheitsstadium, Rachenkatarrh, Mandelentzündung, Lymphdrüsenschwellung, chronische Mittelohrentzündung, Bronchitis, Sehnenscheidenentzündung. Wärme bessert, gewürzte und fette Kost verschlimmert die Beschwerden.

Tipp Kalium chloratum ist das Mineralsalz für den Kohlenhydrat- und Eiweißstoffwechsel. Es kräftigt die Schleimhautfunktion, fördert die Ausscheidung von belastenden Stoffen und regt den Stoffwechsel an. Kalium chloratum gehört zum Mineralsalz-Abnehmpaket.

Mineralsalz Nr. 5: Kalium phosphoricum D6

Wirkungsrichtung. Kalium phosphoricum (Kaliumphosphat) hat eine besondere Beziehung zu den Nerven. Es wirkt kräftigend, nährend und stabilisierend wie Lecithin und gilt deshalb als das große Nervenmittel der Biochemie. Die Gegenspieler des vegetativen Nervensystems, Sympathikus und Parasympathikus, werden in ein gesundes Gleichgewicht gebracht. Kalium ist im Inneren der Zelle stark vertreten. Es ist aber auch Bestandteil des Blutes, der Gehirn-, Nerven- und Muskelzellen und ist zudem in der Zwischenzellflüssigkeit enthalten. Es unterstützt den Darm, reguliert den Stoffwechsel und unterstützt die Zellregeneration.

Äußerliche Zeichen. Mangelt es an Kalium phosphoricum, erscheint die Gesichtsfarbe aschgrau, vor allem im Bereich von Kinn und Augen. Die Augen wirken energielos. Ein Leuchten der Augen, als Ausdruck von Vitalität und Lebensfreude, wird man bei Menschen mit einem Mangel an Kalium phosphoricum vergebens suchen. Ferner besteht eine Neigung zu Haarausfall, Hautjucken und Allergien.

Persönlichkeitsbild. »Burnout« – das ist das Stichwort. Leer, müde und ausgelaugt, so fühlen sich Menschen mit leeren Kalium phosphoricum-Speichern. Unfähig zu Reaktionen, weil die Energie fehlt. Der Mangel lässt sie schwarzseherisch in die Zukunft schauen. Auch im Schlaf findet der Betroffene keine Erholung. Die mangelnde Energie versucht der Körper übers Essen zuzuführen. Da kann es schnell passieren, dass er zu viel zu sich nimmt. Eigentlich hat er ein permanentes Hungergefühl. Aber auch mit dem vielen Essen wird es ihm nicht gelingen, wieder fit zu werden. Typisch für Kalium phosphoricum ist der Heißhunger, der schon bald nach einer Mahlzeit wieder auftritt. Erst durch eine Regulation seines Mineralhaushaltes wird er erstens wieder Energie haben und zweitens sein Essverhalten normalisieren können. Zusätzlich sollten Betroffene sich generell mehr Ruhephasen und Schlaf gönnen – das verhindert, dass sich die Kalium-phosphoricum-Speicher erneut leeren.

Bewährte Einsatzgebiete. Reizbarkeit, Erschöpfung, Nervosität, Depressionen, Melancholie, Zaghaftigkeit, Gedächtnisschwäche, Schlafstörungen, Kreuzschmerzen, Störungen der Fettverdauung. Mäßige Bewegung und Ruhe bessern die Beschwerden, Anstrengung verschlimmert sie.

Tipp Kalium phosphoricum ist das Nervensalz in der Biochemie und ein Hauptmittel bei allen Erschöpfungszuständen (»Nervennahrung«). Es wird auch als Energiesalz bezeichnet. Ist der Mangel ausgeglichen, ist dieser Salz-Typ kreativ und fröhlich.

Mineralsalz Nr. 6: Kalium sulfuricum D6

Wirkungsrichtung. Kalium sulfuricum (Kaliumsulfat) ist das Mineralsalz der Entgiftung. Es regt die Leberaktivität an und fördert die Ausscheidungs- und Entgiftungsprozesse der Haut. Kalium sulfuricum befindet sich in der Haut und in den Schleimhäuten. Gemeinsam mit Ferrum phosphoricum aktiviert es den Sauerstoffaustausch und den Zellstoffwechsel im Körper.

Äußerliche Zeichen. Typisch bei einem Mangel an Kalium sulfuricum ist die ockerfarbene bzw. braungelbe Verfärbung im Gesicht, die auf eine Leberbelastung hinweist. Die Verfärbungen können überall im Gesicht auftreten oder nur partiell im Bereich von Augen, Kinn oder Zunge. Hautunreinheiten, Schuppenflechte, Neurodermitis, Ekzeme und Juckreiz sind weitere Kennzeichen.

Persönlichkeitsbild. Bei einem Mangel an Kalium sulfuricum ist die Leberleistung eingeschränkt. Folgen sind Energiedefizite und eine mangelnde Entgiftung des Organismus. Das ruft depressive Verstimmungen hervor, viele Menschen trösten sich mit Essen. Die Stimmung ist traurig und ängstlich, manchmal weinerlich. Trost durch Essen – wenn Ihnen das gut bekannt ist, benötigen Sie wahrscheinlich Kalium sulfuricum. Kaffee und Rauchen belasten den Kalium-sulfuricum-Haushalt zusätzlich. Ausgeprägt ist das starke Bedürfnis nach frischer Luft – ein Hinweis, dass der Körper unbedingt mehr Energie und Sauerstoff braucht. Unterstützt man die Leber mit dem Mineralsalz Kalium sulfuricum, kann der Organismus entgiften und alte Stoffe ausscheiden. Anschließend kann der Körper auch überflüssiges Gewicht wieder loslassen.

Bewährte Einsatzgebiete. Zur Förderung sämtlicher Ausscheidungs- und Entgiftungsvorgänge, chronische Schleimhautkatarrhe mit gelblich-schleimigen Absonderungen, Bronchitis, asthmaähnliche Beschwerden, Nebenhöhlenerkrankungen (Sinusitis), Entzündungs- und Fiebermittel im dritten Krankheitsstadium, Blähungen und Gärungen im Verdauungsbereich mit Druckgefühl, zur Unterstützung der Leberentgiftung. Die Beschwerden verschlimmern sich gegen Abend und in geschlossenen warmen Räumen ohne ausreichende Luftzufuhr.

Tipp Kalium sulfuricum ist das Mineralsalz für die Entgiftung und Ausscheidung. Es regt die Leberfunktion an und setzt Schlackenstoffe frei. Salz Nr. 6 wirkt allgemein als Stoffwechselregulator und ist das Reparatursalz für Zellneubildung, speziell auch für die Leberzellen. Kalium sulfuricum gehört zum Abnehmpaket.

Entgiftungs-Team

Die Schüßler-Salze Nr. 6 und Nr. 10 (Natrium sulfuricum) sind ein ideales Paar. Nr. 6 setzt Abfallstoffe frei, und Nr. 10 sorgt dafür, dass diese Substanzen aus dem Körper ausgeleitet werden.

Mineralsalz Nr. 7: Magnesium phosphoricum D6

Wirkungsrichtung. Magnesium phosphoricum (Magnesiumphosphat) ist das Anti-Krampfmittel und das biochemische Schmerzmittel erster Wahl. Es lindert Stress und ist wichtig für die Reizleitung. Magnesium ist Bestandteil von über 300 Enzymen und ist wie Calcium am Aufbau der Knochen beteiligt. Auch eine Senkung des Cholesterinspiegels und des Grundumsatzes durch Magnesium ist bekannt. Ein Mineralmangel ruft Muskelkrämpfe bis hin zu Herzstolpern hervor. Magnesium phosphoricum kommt in den Knochen, Muskeln, Nerven, im Gehirn und Rückenmark, in den roten Blutkörperchen, in der Bauchspeicheldrüse und der Leber sowie der Schilddrüse vor. Besonders entspannend wirkt Nr. 7, wenn man es vor dem Schlafengehen einnimmt.

Äußere Zeichen. Bei einem Mangel an Magnesium phosphoricum beobachtet man häufig eine feine leichte Rötung, die das Gesicht wie ein Hauch überzieht. Charakteristisch sind außerdem hektische Flecken im Bereich von Gesicht, Hals und Dekolleté sowie eine fliegende nervöse Röte, die sich bei Lampenfieber, Stress und Erregung rasant ausbreitet.

Persönlichkeitsbild. Die Feinheit des Nervensystems von Menschen mit einer Störung im Magnesiumhaushalt zeigt sich im schnellen Erröten bei Verlegenheit, selbst in vergleichsweise unbedeutenden Situationen. Es handelt sich in der Regel um sehr sensible Menschen, die leicht erregbar sind. Innere Unruhe und Unsicherheit unterdrücken sie gerne mit Essen. Typisch ist das starke Verlangen nach Schokolade und Kakao sowie Genussmitteln wie Kaffee, Tabak und Alkohol. Diese Substanzen belasten den Magnesium-phosphoricum-Haushalt jedoch nur noch mehr. Ist der Mineralsalzhaushalt wieder ausgeglichen, gewinnt der Mensch an innerer und äußerer Gelassenheit. Auch der Heißhunger verliert sich.

Bewährte Einsatzgebiete. Krämpfe aller Art, Koliken, Schmerzen, Migräne, Neuralgien, plötzliche Schmerzen; bewährtes Mittel gegen Stress, nervöse Einschlafstörungen, Muskelverspannungen.

Die berühmte »Heiße Sieben« Bei Krämpfen oder Koliken (z. B. Wadenkrämpfe, Blähungskoliken) zehn Tabletten Magnesium phosphoricum in einem Glas heißen Wassers auflösen und schluckweise zu sich nehmen. Dabei mehrmals mit einem Plastik- oder Holzlöffel umrühren (keinen Metalllöffel verwenden).

Tipp Magnesium phosphoricum gilt als Beruhigungs-, Nerven- und Schmerzmittel innerhalb der Schüßler-Salze. Es stärkt Muskeln und Nerven.

Mineralsalz Nr. 8: Natrium chloratum D6

Wirkungsrichtung. Natrium chloratum (Natriumchlorid, Kochsalz) reguliert den Wasserhaushalt und den Säure-Basen-Haushalt. Es besitzt Wasser anziehende Eigenschaften und regelt damit die Flüssigkeitsaufnahme und -abgabe von Zellen, Bindegewebe und Organen. Ohne Natrium könnte unser Körper nicht existieren. Das Mineral befindet sich überwiegend außerhalb der Zellen in der extrazellulären Flüssigkeit, während Kalium sich vorwiegend in den Zellen bewegt. Auch im Blut, im Magen und in den Nieren, in den Knochen und im Knorpelgewebe ist Natrium in hoher Konzentration vorhanden. Mit der Nahrung nehmen wir in der Regel mehr Kochsalz zu uns, als der Körper benötigt. Insbesondere wer reichlich Fertiggerichte, Chips oder in Salzlake eingelegte Lebensmittel verzehrt, nimmt nicht selten ein Vielfaches der notwendigen Menge auf. Dennoch kann der Körper unter einem Mangel bzw. einer Verteilungsstörung leiden, denn insbesondere in der stark überhöhten Zufuhr liegt eine der Ursachen für den gestörten Natrium-chloratum-Haushalt.

Äußere Zeichen. Bei einer Verteilungsstörung von Natrium chloratum wirkt das Gesicht häufig wässrig aufgedunsen und aufgeschwemmt, was auf eine vermehrte Flüssigkeitseinlagerung in der Unterhaut zurückzuführen ist. Dieses aufgequollene Aussehen kann auch ein Hinweis auf eine gestörte Regulation der Niere sein.

Unter den Augen ist eine feine Feuchtigkeit zu bemerken. Bei Frauen verläuft darum leicht die Schminke. Zudem finden sich bei einem starken Mangel große Poren im Bereich der Wangen sowie ein Gelatineglanz. Dieser feuchte Glanz sieht aus wie getrocknete Gelatine. Bei einem Mangelzustand entwickelt sich entweder die Tendenz zu überfetter oder trockener Haut, wobei die trockene Haut überwiegt. Der Haut fehlt allerdings kein Fett, sondern in hohem Maße Feuchtigkeit. Selbst Lippen und Schleimhäute neigen zu Trockenheit. Gleichzeitig gehört aber auch eine übermäßige Schweißbildung zu den Mangelerscheinungen von Natrium chloratum.

Persönlichkeitsbild. Menschen, die dieses Salz benötigen, leiden häufig an alten seelischen Verletzungen, Kummer und Sorgen, die sie nicht vergessen können. Depressive Verstimmungen, Pessimismus, Antriebsschwäche und Verzagtheit sind keine Seltenheit. Diese Menschen essen, um sich zu trösten und ihren Kummer zu vergessen. Sie haben ein starkes Verlangen nach gesalzenem Essen, nach Essig, Pfeffer und stark gewürzten Speisen. Je mehr sie jedoch von diesen Speisen zu sich nehmen, umso mehr belastet das ihre Natrium-chloratum-Reserven. Nach dem Essen stellen sich Schläfrigkeit und Völlegefühl ein. Charakteristisch ist auch ein salziger Geschmack im Mund. Ein Natrium-chloratum-Mangel entwickelt sich langsam, kann aber recht hartnäckig sein.

In der Homöopathie ist Natrium chloratum ein wichtiges Konstitutionsmittel.

Tipp Das Mineralsalz für den Wasserhaushalt und den Säure-Basen-Haushalt. Natrium chloratum gehört zum Mineralsalz-Abnehmpaket.

Bewährte Einsatzgebiete. Schleimhautkatarrhe mit wässrigen Absonderungen wie Heuschnupfen, Fließschnupfen, Nebenhöhlenaffektionen, Gelenkbeschwerden und Rheuma, Kopfschmerzen und Migräne, Sodbrennen, Geruchs- und Geschmacksverlust, Lippenherpes, wässriger Schweiß, gestörter Speichelfluss. Trost verschlechtert, ein Aufenthalt am Meer bessert die Beschwerden.

Mineralsalz Nr. 9: Natrium phosphoricum D6

Wirkungsrichtung. Natrium phosphoricum (Natriumphosphat) regt die Ausscheidungsorgane (Leber, Galle und Niere) an und fördert die Ausleitung von Schadstoffen. Es ist unentbehrlich für die Säure-Basen-Balance, weil es die Ausscheidung von sauren Stoffwechselprodukten fördert. Auch im Harnsäurestoffwechsel spielt es eine wichtige Rolle. Große Bedeutung kommt dem Salz auch bei der Regulation des Fettstoffwechsels und der Fettverbrennung sowie bei der Eiweißverdauung zu. Natrium phosphoricum befindet sich in Gehirnzellen, Nerven, Muskeln, roten Blutkörperchen und im Bindegewebe.

Äußere Zeichen. Äußerlich kennzeichnend ist die Neigung zu einer fettigen Haut und Mitessern. Da alle anderen Ausscheidungsorgane bereits überfordert sind, leitet der Organismus nun verstärkt über die Haut aus. Brillenträger klagen oft darüber, dass sie ihre Brille häufig reinigen müssen, weil sich ein feiner Fettfilm auf den Gläsern niedergesetzt hat – ein typisches Kennzeichen für einen gestörten Fettstoffwechsel. Wenn der Säuremantel der Haut in Mitleidenschaft gezogen ist, kann ein säuerlicher Körpergeruch oder Schweißgeruch auftreten. Um Störungen im Natrium-phosphoricum-Haushalt auszugleichen, ist basenreiche Ernährung hilfreich.

Persönlichkeitsbild. Der Organismus ist übersäuert. Diese Übersäuerung beeinflusst auch Geist und Seele und zeigt sich im Stimmungsbereich: Menschen mit einem Mangel an Natrium phosphoricum reagieren schnell gereizt, säuerlich und geraten schon bei Kleinigkeiten aus dem Gleichgewicht. Häufig besteht eine starke Vorliebe für Süßigkeiten, Kuchen, Fast Food wie Sandwiches und Hamburger sowie Limonaden und süße Getränke oder saure Speisen. Aber gerade diese Speisen verstärken das Ungleichgewicht im Natrium-phosphoricum-Haushalt. Ein ausgeglichener Haushalt sorgt wieder für mehr inneres Gleichgewicht.

Bewährte Einsatzgebiete. Magenübersäuerung, Sodbrennen, Rheuma und Gicht, erhöhter Harnsäurespiegel im Blut, Ischiasbeschwerden, Drüsenschwellungen, Gallen-, Blasen- und Nierensteine, steifer Nacken, Neuralgien, rheumatische Erkrankungen, Fettsucht, goldgelb cremige Absonderungen, Mundgeruch. Fette Speisen, zu extreme Bewegung und feuchtkaltes Wetter verschlimmern die Beschwerden dieses Natriummangels.

Tipp *Das* Mineralsalz für den Säure-Basen-Haushalt und den Fett- und Eiweißstoffwechsel. Neutralisiert Säuren und regt die Ausscheidungsorgane an. Natrium phosphoricum gehört zum Mineralsalz-Abnehmpaket.

Mineralsalz Nr. 10: Natrium sulfuricum D6

Wirkungsrichtung. Natrium sulfuricum (Glaubersalz) hilft bei Störungen der Ausscheidungsorgane (Leber, Galle, Darm und Nieren). Es hat die Aufgabe, Flüssigkeit und Stoffwechselschlacken abzugeben und auf diese Weise den Körper zu entgiften. Natrium besitzt Wasser anziehende Eigenschaften. Es zieht Flüssigkeit aus den Zellen und bringt sie zur Ausscheidung über die Nieren und die Haut. Darüber hinaus fördert Natrium sulfuricum den Gallenfluss, übt einen Reiz auf die Darmperistaltik aus und regt damit die Ausscheidung über den Darm an.

Äußere Zeichen. Ein Mangel an Natrium sulfuricum zeigt sich in einem gelb-grünlichen Aussehen. Die Gesichtsfarbe ist vergleichbar mit einer noch etwas unreifen grünlichen Zitrone, die Nase ist gerötet, der Hals seitlich bläulich-rötlich oder die Ohren sind rot-violett verfärbt. Ein weiteres Kennzeichen sind angeschwollene Augenlider und Tränensäcke.

Persönlichkeitsbild. Menschen mit einem Mangel an Salz Nr. 10 sind oft reizbar, gleichgültig und niedergeschlagen. Eine Entgiftung und Entsäuerung auch im seelischen Bereich ist dringend notwendig. Nach Schüßler besteht bei dem Salz eine Neigung zur Fettleibigkeit. »Ausscheiden heißt loslassen«, so könnte die Lösung für Menschen mit einem gestörten Natrium-sulfuricum-Haushalt lauten. Wird der Körper richtig entgiftet, purzeln auch die Pfunde.

Bewährte Einsatzgebiete. Allgemein zur Ausscheidungstherapie von Giftstoffen, Stoffwechselendprodukten, Medikamenten und Genussmitteln.

Tipp Das wichtigste Mineralsalz für die Ausleitung und Ausscheidung. Natrium sulfuricum gehört zum Mineralsalz-Abnehmpaket. Wer beim Essen über die Stränge geschlagen hat, dem helfen Natrium sulfuricum Nr. 10 und Kalium sulfuricum Nr. 6.

Mineralsalz Nr. 11: Silicea D12

Wirkungsrichtung. Silicea (Kieselsäure) sorgt für ein straffes Bindegewebe und ist ein wichtiges Regenerationsmittel für Haut und Haare. Es stärkt Knochen, Knorpel, Sehnen und Bänder. Silicea gilt als »Anti-Aging-Mittel« der Biochemie. Das Salz ist aber auch notwendig zum Abbau von Harnsäurekristallen. Kieselsäure gibt es in allen Zellen und Organen, insbesondere im Bindegewebe.

Äußere Zeichen. Ein Mangel zeigt sich in einem glasartigen Glanz im Bereich von Gesicht und Stirn, bei Männern auch auf der Glatze. Hauterschlaffung oder Dehnungsfalten (z. B. Schwangerschaftsstreifen) sind auch ein Kennzeichen für eine Störung. Die Haut ist zart und blass, die Muskeln eher schlaff. Die Fingernägel sind brüchig oder reißen leicht ein. Typisch sind frühzeitige Hautalterung und Neigung zu dünner, faltiger Haut.

Persönlichkeitsbild. Menschen mit einem gestörten Silicea-Stoffwechsel sind verzagt, nachgiebig und niedergeschlagen. Eigentlich haben sie ein sanftes und liebenswertes Wesen, doch ihre gereizten Nerven machen sie überempfindlich, schreckhaft und zerstreut. Sie vermeiden Auseinandersetzungen und greifen als »Nervennahrung« zu Süßem, das sie in großen Mengen zu sich nehmen. Mit einem ausgeglichenen Silicea-Haushalt wächst wieder die Lust auf Auseinandersetzungen und der Körper kann leichter auf Süßigkeiten verzichten.

Bewährte Einsatzgebiete. Bindegewebsschwäche, akute und chronische Entzündungen mit Eiterungen, Erkrankungen der Nägel und Haare, Abszesse, Furunkel, Karbunkel, Bindehautentzündung, chronische Nasennebenhöhlenbeschwerden, Neigung zu Erkältungen, Harnsäureüberschuss. Sehr kälteempfindlich, Wärme bessert die Beschwerden.

Tipp Silicea ist das Mineralsalz für das Bindegewebe. Es gibt Struktur und Form und gehört zu den beliebtesten Schüßler-Salzen. Für Haut, Haare und Festigkeit des Gewebes.

Mineralsalz Nr. 12: Calcium sulfuricum D6

Schüßler hatte zu seinen Lebzeiten nach langem Überlegen das 12. Salz zunächst aus seinem Therapie-Programm herausgenommen. Seine Nachfolger entdeckten jedoch im Laufe ihrer Forschungsarbeiten, dass Calcium sulfuricum (Calciumsulfat) eine Reihe von wichtigen Wirkungen besitzt, und integrierten es wieder.

Wirkungsrichtung. Calcium sulfuricum besitzt eine reinigende Wirkung auf die Schleimhäute. Es regt den Stoffwechsel an und ist wichtig für den Eiweißabbau. Außerdem unterstützt es Entgiftungs- und Ausscheidungsprozesse der Leber und wird zur Blutreinigung eingesetzt. Es ist in Leber und Galle, Knorpelmasse, Herz, Gehirn, Milz und Muskeln anzutreffen. Es besteht eine Verwandtschaft mit Silicea. Wie Salz Nr. 11 unterstützt auch Calcium sulfuricum die Bildung des Bindegewebes.

Äußere Zeichen. Typisch ist eine alabasterweiße Haut, die wie Gips aussieht. Mit zunehmendem Alter treten verstärkt Leber- und Pigmentflecken auf.

Persönlichkeitsbild. Vieles wird im Vorbeigehen erledigt, auch das Essen. Ohne besondere Aufmerksamkeit werden dann oft große Portionen auf den Teller geladen und nebenher beim Lesen oder Fernsehen verspeist. Typisch ist, dass Essen alle Beschwerden bessert! Weiteres Kennzeichen: Der Betroffene fühlt sich von anderen Menschen unverstanden.

Bewährte Einsatzgebiete. Eitrige Prozesse (das Salz darf aber nur eingesetzt werden, wenn der Eiter auch abfließen kann), Augenentzündungen, Abszesse, Rheuma, Magenerkrankungen, Magengeschwür, wiederkehrende Eiterungen, schlecht heilende Wunden, Gelenkerkrankungen, Lebererkrankungen.

Die biochemischen Ergänzungsmittel: Nr. 13–Nr. 24

Die Nachfolger Schüßlers entwickelten zwölf weitere biochemische Mineralsalze. Zu diesen sogenannten Ergänzungsmitteln gehören:

- Nr. 13 Kalium arsenicosum,
- Nr. 14 Kalium bromatum,
- Nr. 15 Kalium jodatum,
- Nr. 16 Lithium chloratum,
- Nr. 17 Manganum sulfuricum,
- Nr. 18 Calcium sulfuratum,
- Nr. 19 Cuprum arsenicosum,
- Nr. 20 Kalium aluminium sulfuricum,
- Nr. 21 Zincum chloratum,
- Nr. 22 Calcium carbonicum,
- Nr. 23 Natrium bicarbonicum,
- Nr. 24 Arsenum jodatum.

Von Bedeutung für eine gesunde Gewichtsregulation sind die folgenden zwei Ergänzungsmittel, mit denen Sie – nach Ihrem individuellen Bedarf – das Basisabnehmpaket ergänzen können.

Die Ergänzungsmittel sind eine wertvolle Hilfe, werden aber sehr viel zurückhaltender als die zwölf Basissalze verwendet, weil bei ihnen nicht so viele Erfahrungswerte vorliegen und besondere Substanzen verwendet werden. Sie sollten nach Rücksprache mit einem Therapeuten eingesetzt werden.

In der Regel werden die Ergänzungsmittel in den Potenzen D6, seltener in der Potenz D12 eingesetzt.

Mineralsalz Nr. 15: Kalium jodatum D12

Wirkungsrichtung. Wegen seines Jodgehaltes hat Kalium jodatum (Kaliumjodid) einen starken Bezug zur hormonproduzierenden Schilddrüse, dem Organ, das Stoffwechsel, Verbrennung und Verdauung anregt. Kalium jodatum findet sich in nahezu allen Zellen, besonders in Schilddrüse, Leber, Magen, Nieren, Milz, in Haut und Haaren.

Bewährte Einsatzgebiete. Stoffwechselanregung, Arteriosklerose, rheumatische Beschwerden, erhöhter Blutdruck, Kopfschmerzen, Hautentzündungen.

Tipp Kalium jodatum ist *das* Mineralsalz für die Schilddrüse. Achtung: Bei Schilddrüsenerkrankungen nicht ohne ärztlichen Rat einnehmen!

Bewegung und frische Luft verbessern die Beschwerden. Nachts und in geschlossenen Räumen können die Symptome sich verschlechtern.

Mineralsalz Nr. 23: Natrium bicarbonicum D6

Wirkungsrichtung. Natrium bicarbonicum (Natriumbikarbonat) aktiviert die Bauchspeicheldrüse (Pankreas), die wichtige Verdauungsenzyme produziert und über das Hormon Insulin den Zuckerstoffwechsel steuert. Insulin ist dafür verantwortlich, dass Glukosemoleküle durch die Zellwand in das Innere der Zelle vordringen können. Im Körper übernimmt Natrium bicarbonicum die wichtige Aufgabe, die sich ständig bildende Kohlensäure zu binden und abzutransportieren. Bei starker Übersäuerung steuert es gegen und neutralisiert die Säuren.

Bewährte Einsatzgebiete. Erhöhte Harnsäurewerte im Blut, Übersäuerung, Fettsucht, Rheuma.

Tipp Natrium bicarbonicum D6 (Natriumbikarbonat) ist das Mineralsalz für die Bauchspeicheldrüse. Es wird zudem verwendet bei saurem Aufstoßen und Magenbrennen nach dem Essen. Natriumbikarbonat soll zudem bei trägem Stoffwechsel die Ausscheidung von Stoffwechselendprodukten anregen.

Schüßler-Salz-Typen und Essen

Übersicht der Ernährungsvorlieben

Mineralsalzmangel	Ernährungsvorlieben
Nr. 1 Calcium fluoratum	Vorliebe für warme Getränke. Essen bessert die Beschwerden.
Nr. 2 Calcium phosphoricum	Vorliebe für stark gewürzte Speisen wie Geräuchertes, Speck oder Senf. Kaffee und Rauchen verschlimmern die Beschwerden.
Nr. 3 Ferrum phosphoricum	Verlangen nach großen Mengen Flüssigkeit. Abneigung gegen Fleisch und Milch. Essen verschlimmert die Beschwerden.
Nr. 4 Kalium chloratum	Verlangen nach Alkohol. Schweres, fettreiches Essen verschlimmert die Beschwerden.
Nr. 5 Kalium phosphoricum	Permanentes Hungergefühl, sogar nach dem Essen.
Nr. 6 Kalium sulfuricum	Abneigung gegen heiße Getränke.
Nr. 7 Magnesium phosphoricum	Verlangen nach Süßigkeiten, Kaffee, Zigaretten und Alkohol; immer Heißhunger, fast wie Esssucht.
Nr. 8 Natrium chloratum	Verlangen nach salzigen oder stark gewürzten Speisen wie Essig, Pfeffer, Ketchup oder Senf. Verlangen nach Alkohol; Heißhunger, aber schnell gesättigt.
Nr. 9 Natrium phosphoricum	Verlangen nach Softdrinks, Limonaden und Fast Food, Kuchen oder Süßigkeiten. Der Verzicht auf Zucker und tierisches Eiweiß bessert die Beschwerden. Fette Speisen verschlimmern die Beschwerden.
Nr. 10 Natrium sulfuricum	Verlangen nach Bitterem. Mehlhaltige Speisen verschlimmern die Beschwerden.
Nr. 11 Silicea	Abneigung gegen Milch; Verlangen nach Süßigkeiten. Alkohol wird schlechter vertragen.
Nr. 12 Calcium sulfuricum	Essen bessert die Beschwerden.

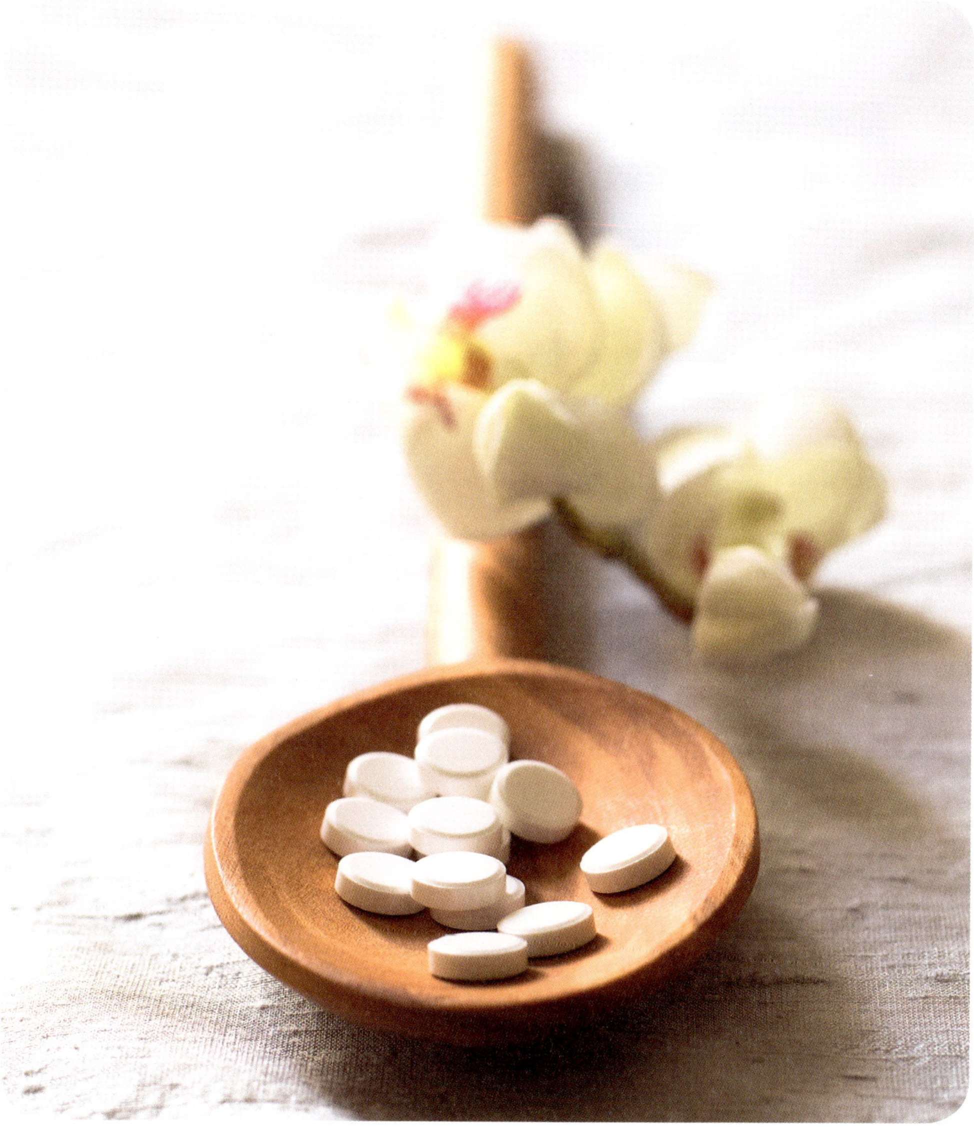

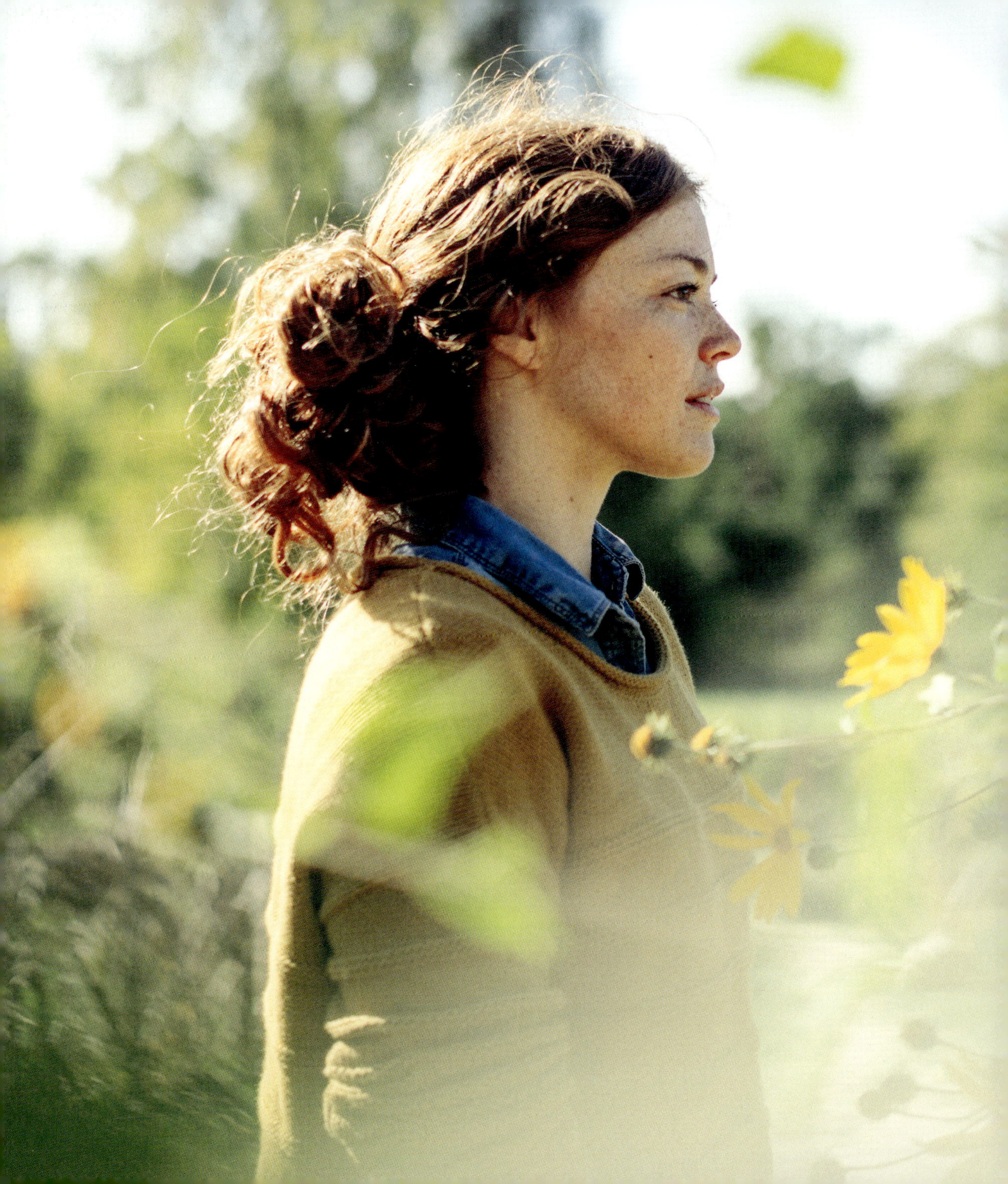

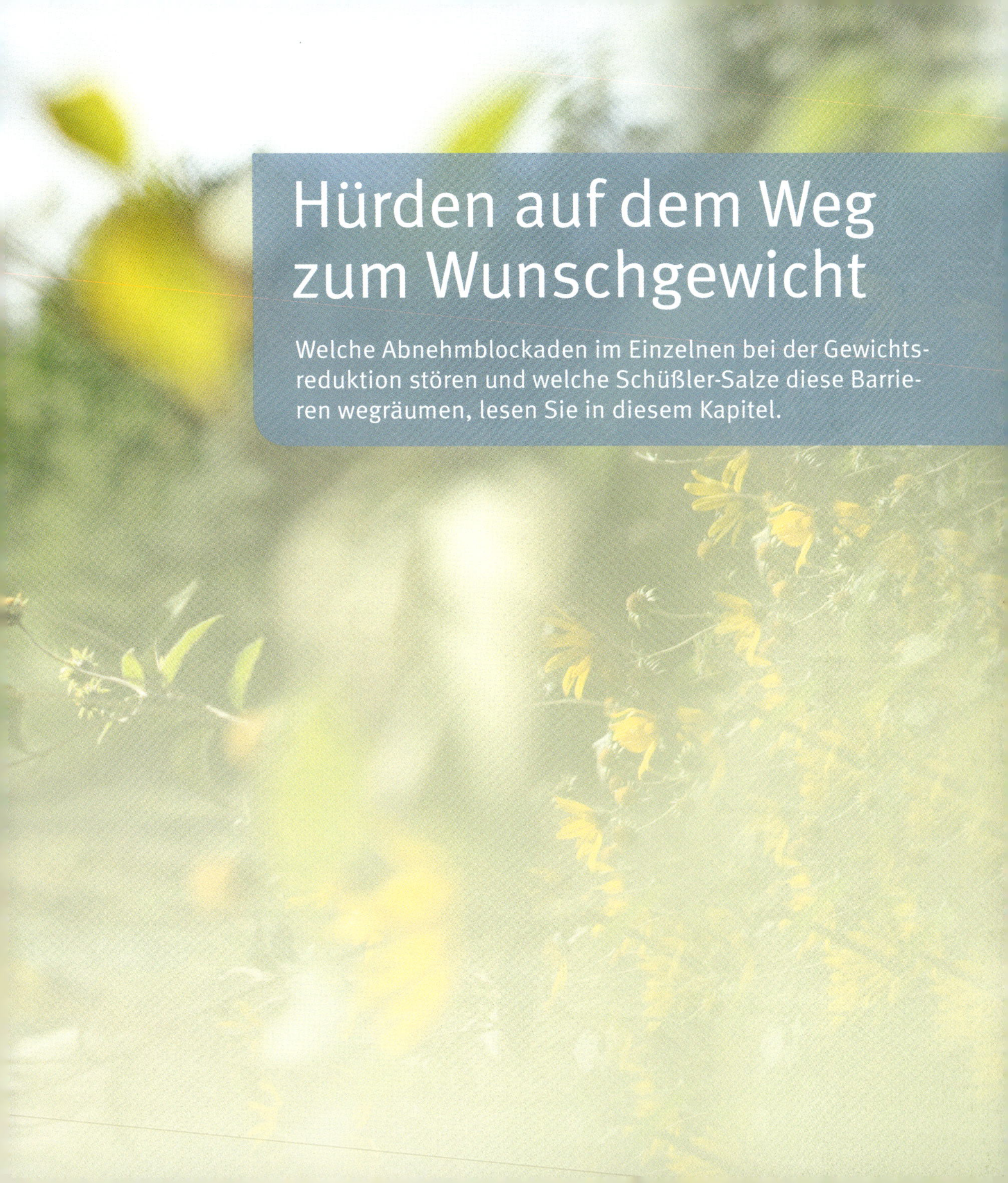

Hürden auf dem Weg zum Wunschgewicht

Welche Abnehmblockaden im Einzelnen bei der Gewichtsreduktion stören und welche Schüßler-Salze diese Barrieren wegräumen, lesen Sie in diesem Kapitel.

Die 7 Abnehmblockaden und die Salze dagegen

Bei einem gestörten Gleichgewicht im Organismus werden Nährstoffe nicht mehr richtig verarbeitet und ihre Stoffwechselprodukte im Körper abgelagert – das Abnehmen wird blockiert.

Die äußerliche Reinigung des Körpers ist für uns eine Selbstverständlichkeit. Doch wie sieht es mit der inneren Reinigung aus? Tatsache ist: Wer unter Übergewicht leidet, dessen Körper ist in aller Regel mit Stoffwechselendprodukten und Säuren vollgestopft!

Blockaden verhindern Gewichtsreduktion

Wenn Sie vergeblich versucht haben abzunehmen, kann das ein Hinweis auf Blockaden in Ihrem Körper sein.

Der Organismus ist in gewisser Weise erstarrt durch diese Blockaden und kann seine Aufgaben nicht mehr richtig erfüllen. Man muss allerdings hinzufügen, dass es sich nicht um komplette Blockaden handelt, sonst wäre der Körper gar nicht mehr lebensfähig. Vielmehr sind es Beeinträchtigungen, welche die Stoffwechsel- und Ausscheidungsprozesse erheblich durcheinanderbringen und eine gesunde Regulation des Gewichtes behindern.

Richtig gewählte Salze stimmen den Körper um

Bei eben diesen lästigen Abnehmblockaden greifen die Schüßler-Salze ein. Sie sind Motor und Treibstoff zugleich und regen die Ausleitung und Eliminierung der Schadstoffe und Säuren im Bindegewebe an. Mit der Einnahme der Mineralsalze gewinnen das Gewebe sowie die Lymphe und das Blut wieder die Kraft, alle Zellen und das Bindegewebe von Stoffwechselendprodukten zu reinigen. Mit den richtig ausgewählten Schüßler-Salzen erfolgt somit eine tiefgreifende Umstimmung des Körpers mit einer Regulation des Zellmilieus.

Die Aufhebung dieser Blockaden und die Reinigung des Gewebes bringen Ihnen aber noch etwas anderes: die ersehnte Gewichtsreduktion. Denn mit einem ausgeglichenen Stoffwechsel geht der Grundumsatz nach oben, und es wird mehr Energie verbraucht, die nicht mehr in Fettreserven des Körpers angesetzt wird. Ein weiterer guter Nebeneffekt ist, dass Sie sich gleichzeitig frischer, aktiver und gesünder fühlen.

Die 1. Abnehmblockade: Übersäuerung

Viele Menschen sind stark übersäuert, ohne es zu wissen. Durch die moderne

Natürlich abnehmen mit Schüßler-Salzen

Dauerhaft abnehmen gelingt nur, wenn die Depots an Stoffwechselendprodukten und Giftstoffen entleert werden. Geschieht dies nicht, wirken diese Stoffe wie ein Sog, der die Pfunde wieder an sich zieht. Die Schüßler-Salze sorgen für die Reinigung des Gewebes, eine Ausleitung und einen Abtransport von Schadstoffen. Ziel ist die Aktivierung und Vitalisierung des Körpers.

Lebensweise werden heutzutage sehr viele Säuren aufgenommen. Anfallende Säuren im Körper entstehen vor allem durch zu viel tierisches Eiweiß (Fleisch, Wurst), Süßigkeiten, Weißmehl, Zucker und denaturierte Nahrungsmittel.

Nach dem Verständnis der Naturheilkunde ist Übersäuerung (latente Azidose) einer der wichtigsten Gründe für chronische Erkrankungen wie Rheuma, Gicht, Diabetes oder Arteriosklerose. Aber auch für die Gewichtsregulation bleibt der gestörte Säure-Basen-Haushalt nicht ohne Folgen. Zudem besteht ein Zusammenhang zwischen chronisch gestörtem Säure-Basen-Haushalt und der seelisch-geistigen Stimmungslage. Wenn jemand ständig »sauer« und verärgert auf seine Umwelt reagiert, ist mit Sicherheit auch sein Säure-Basen-Haushalt in Richtung sauer verschoben.

Sauer macht nicht lustig, sondern schwer!

Die Übersäuerung des Körpers kann man mit dem »sauren Regen« vergleichen, der die Wälder schädigt. Genau wie die Bäume leidet auch der Mensch unter einem Zuviel an Säure. Übrigens: Wenn wir von »Übersäuerung« sprechen, ist die Übersäuerung des Gewebes gemeint und nicht eine Azidose des Blutes im streng klinischen Sinn. Während der pH-Wert des Blutes in sehr engen Grenzen (Seite 70) bleiben muss, sind beim Bindegewebe größere Schwankungen möglich.

Vor allem sind es Mineralstoffe, die der Körper einsetzt, um überschüssige Säuren abzupuffern. Bei einer chronischen Säurebelastung benutzt er seine Basenreserven

Anzeichen für ein saures Milieu im Körper

- Mitesser, grobe Hautporen
- Sprödes, glanzloses und mattes Haar
- Saures Aufstoßen, Magendrücken
- Sodbrennen
- kalte Hände und Füße
- Verdauungsstörungen
- Nervosität, Energiemangel, Antriebslosigkeit
- Gallen- und Nierensteine
- Bindegewebserschlaffung
- Gewichts- und Flüssigkeitseinlagerungen

zum Ausgleich. Die Natrium-, Calcium-, Magnesium-, Eisen- und Kaliumvorräte leeren sich bei einer Übersäuerung nach und nach.

Wenn die Mineralreserven aufgebraucht sind

Bei permanenter Säurebelastung sind alle Mineralreserven rasch aufgebraucht. Jetzt passiert zweierlei: Einerseits muss der Körper nun seinen eigenen Knochen und Muskeln die gespeicherten basischen Mineralien (Magnesium und Calcium) entziehen, um die überschüssigen Säuren zu binden. Für die Knochenstabilität und den Bewegungsapparat kann das verhängnisvolle Folgen haben, wie etwa Osteoporose.

Andererseits ist der Körper jetzt gezwungen, überschüssige Säuren und Stoffwechselrückstände aus dem Säure-Basen-Stoffwechsel im Bindegewebe als »Sondermüll« abzulagern. Folge: eine enorme Gewebesäuerung. Säurehaltige Ablagerungen behindern die Ernährung und innere Reinigung der Zellen. So geraten viele wichtige Prozesse ins Stocken. Die Verhältnisse im Bindegewebe werden nachhaltig gestört, die Versorgung mit Sauerstoff und Nährstoffen der Zellen und des Gewebes wird beeinträchtigt. Der ehemals neutrale bis leicht basische pH-Wert des Gewebes sinkt allmählich, d. h., er wird sauer. In diesen Entgleisungen der normalen Abläufe im Bindegewebe liegen auch die Ursachen von Übergewicht, denn fast alle biochemischen Prozesse laufen am besten in einem bestimmten pH-Bereich ab. Verändert sich dieser Wert durch Störungen des Mineralstoffhaushaltes, werden Stoffwechselprozesse, die bei der Gewichtsregulation eine Rolle spielen, gestört und vor allem verlangsamt. Zudem benötigt der Organismus bei einer Übersäuerung erheblich mehr Mineralstoffe, um den Stoffwechsel in Gang zu halten. Mit den Schüßler-Mineralsalzen kann man die Mineralspeicher wieder auffüllen und die »Säurestarre« durchbrechen. Schlüsselsalz bei der Übersäuerung ist Nr. 9 Natrium phosphoricum.

Das Mineralsalz für die Entsäuerung

Viele Menschen wundern sich, dass sie kein Gewicht verlieren, obwohl sie nicht übermäßig viel essen und sich einigermaßen bewegen. Höchstwahrscheinlich liegt ein Mangel an Salz Nr. 9 Natrium phosphoricum vor. Wegen der hohen Säurebelastung sind alle verfügbaren Mineralsalze an die Säuren gebunden und fehlen deshalb an anderer Stelle im Organismus. Sie können ihre Aufgabe im Körper nicht mehr übernehmen.

Natrium phosphoricum spielt eine zentrale Rolle im Säure-Basen-Haushalt. Es sorgt dafür, dass Säuren und Basen sich in Balance befinden, und besitzt zudem eine übergeordnete Wirkung als Stoffwechselmotor. Außerdem ist Natrium phosphoricum für die Entlastung des Körpers von Harnsäure zuständig.

Natrium phosphoricum gilt als Neutralisationsmittel. Fehlt dieser Puffer, werden Säuren nicht mehr abtransportiert und landen schließlich im Zwischenlager Bindegewebe, wo sie Krankheiten und Beschwerden sowie Gewichtzunahme auslösen können. Auch wenn Sie häufiger unter Sodbrennen, saurem Aufstoßen und Gallen- oder Nierensteinen leiden, benötigt Ihr Körper das Mineralsalz dringend. Diese Beschwerden sind ein Hinweis dafür, dass die Natrium-phosphoricum-Reserven stark dezimiert sind.

Nicht zu vergessen: Das biochemische Salz Natrium phosphoricum beeinflusst zudem den Fettstoffwechsel und den Abbau von Zucker (Glukose) sowie den Harnsäurehaushalt. Fehlt dieses wichtige Salz, hat das natürlich auch Konsequenzen für das reibungslose Funktionieren des Stoffwechsels.

Die 2. Abnehmblockade: Bindegewebe

Im Bindegewebe liegt der Schlüssel zur erfolgreichen Behandlung von Gewichtsproblemen. Lange Zeit wurde dem Bindegewebe, das in der Naturheilkunde auch als Grundsystem bezeichnet wird, in der Medizin keine große Aufmerksamkeit geschenkt. Man betrachtete es als einen bloßen »Lückenfüller«, der die Organe des Körpers wie Leber, Magen, Darm und Nieren verbindet bzw. zusammenhält. Dabei ist das Bindegewebe von unschätzbarem Wert – es dient als Nährstoffspeicher und Auffangbecken für Stoffwechselendprodukte, Säuren und Schadstoffe.

Das Bindegewebe als Sondermülldeponie und Transitstrecke

Das Bindegewebe hat keine Grenzen wie andere Organe, sondern es durchzieht den Körper von Kopf bis Fuß. Deshalb besitzt es auch eine übergeordnete Wirkung. Es erreicht jede Zelle und ist zuständig für Ernährung, Abwehrreaktionen und die Kommunikation der Zellen und Organe untereinander. Man kann dieses biologische System vergleichen mit einem großen Meer, in dem sich alle Lebensvorgänge der Zellen abspielen. Hier erfolgt die Nährstoffversorgung, und hier entsorgen die Zellen auch ihre »Abfälle«. Die Zellen liegen nicht direkt aneinander, sondern zwischen ihnen befindet sich ein haarfeiner Raum, in dem Flüssigkeit zirkuliert, die sogenannte extrazelluläre Flüssigkeit. Diese steuert die Stoffwechselbalance, den Sauerstoffhaushalt und den Eiweißstoffwechsel. Auf diesem Weg werden – vergleichbar mit einer Art Transitstrecke – Stoffwechselprodukte, Sauerstoff und weitere Stoffe, die jede Zelle benötigt, von den kleinsten Blutgefäßen (Kapillaren) zu den Zellen transportiert. Umgekehrt verlassen Stoffwechselendprodukte und Kohlensäure die Zelle in Richtung Entsorgung, z. B. über die Lungen oder die Nieren. Ist der Mensch gesund, sind diese Leitungen frei, und alle Stoffe können auf dieser Transitstrecke ungehindert fließen und ermöglichen eine optimale Versorgung. Viele chronische Erkrankungen beginnen – lange bevor körperliche Symptome auftreten – mit einer Entgleisung der normalen Abläufe und Funktionen im Bindegewebe. Auch Übergewicht nimmt hier seinen Lauf.

Wenn der Energiefluss ins Stocken gerät

Entscheidend ist also die Passierbarkeit der Transitstrecke. Verschlackung, Übersäuerung und Eiweißüberschüsse verstopfen aber die lebenswichtigen Wege und hemmen damit den gesamten Energiefluss. Mineralsalze sind zwar im Körper vorhanden, gelangen aber aufgrund der Transitblockade nicht mehr an ihren Wirkungsort, die Zelle. Zahllose Giftstoffe, Säuren und Stoffwechsel-Abbauprodukte bleiben nun im Gewebe liegen. Vorübergehend stören diese Toxine nicht weiter, aber spätestens, wenn das Bindegewebe voll ist, zieht der Körper die Reißleine. Das Bindegewebe hat sich zu einer mit Schlacken und Schadstoffen vollgestopften Müllhalde entwickelt.

Die Mineralsalze für Bindegewebe und Lymphe

Wesentlicher Bestandteil des Bindegewebes ist Silicea Nr. 11. Silicea (Kieselsäure) ist wichtig für die Gewichtsreduktion, denn es sorgt dafür, dass das Gewebe auch nach dem Abnehmen die nötige

Stoffaustausch im Bindegewebe

Damit die eingelagerten Gift- und Schadstoffe aus dem Körper transportiert werden können, müssen ausreichend Mineralsalze vorhanden sein, die die Giftstoffe binden und nach draußen befördern. Gerade daran mangelt es aber im gestörten Stoffwechsel. Hier setzen die Schüßler-Entgiftungssalze Nr. 6 Kalium sulfuricum, Nr. 9 Natrium phosphoricum und Nr. 10 Natrium sulfuricum sowie Nr. 11 Silicea an. Sie greifen regulierend in dieses System ein, unterstützen die Reinigung des Gewebes und machen den Stoffaustausch wieder möglich. Die Funktionsfähigkeit des Bindegewebes wird wiederhergestellt. Die Transitstrecke ist somit wieder passierbar, der Energiefluss im Körper wieder frei.

Straffheit und Festigkeit behält. Es regt die Kollagenbildung an und ist notwendig zum Abbau von Harnsäurekristallen. Es bindet diese Ablagerungen, führt sie über die Lymphe ab und wirkt so Gichtanfällen (können durch erhöhten Harnsäurespiegel im Blut entstehen) entgegen.

Das Lymphsystem durchzieht den ganzen Körper von oben bis unten. Auch die Milz gehört zum lymphatischen System. Täglich werden etwa zwei Liter Lymphflüssigkeit gebildet, in der auch Nahrungsfette aus dem Darm transportiert werden. Das Lymphsystem ist verantwortlich für die Ausleitung (Drainage) von Flüssigkeit und Stoffwechselendprodukten aus dem Gewebe. Das Mineralsalz Nr. 11 wie auch das Salz Nr. 2 Calcium phosphoricum unterstützen diesen Abtransport. Sie spielen damit eine wichtige Rolle bei der Entgiftung und Reinigung.

Die 3. Abnehmblockade: Leber und Darm

Als zentrales Entgiftungsorgan des Organismus ist die Leber durch Schad- und Giftstoffe und Abfallprodukte in besonderem Maße gefordert und bei einem gestörten Stoffwechsel mit einem Mangel an Mineralsalzen auch schnell überfordert. In der Biochemie ist Kalium sulfuricum Nr. 6 das zentrale Lebermittel. Es stärkt die wichtige Entgiftungsfunktion des Organs, fördert aber auch die Entgiftung über die Haut, hervorgerufen maßgeblich durch den Schwefelanteil.

Eine falsche Sicherheit über die Gesundheit der Leber liefern übrigens häufig die »Leberwerte« aus dem Blutlabor. Selbst wenn diese Werte unauffällig sind, bedeutet das nicht, dass die Funktion der Leber unbelastet ist. Insbesondere latente Störungen der Leber sind im Labor zunächst meist nicht nachweisbar. Belastungen der Leber äußern sich nicht in Schmerzen, sondern in Form von Energiemangel und Antriebsschwäche. In der traditionellen chinesischen Heilkunde sagt man deshalb auch: »Die Müdigkeit ist der Schmerz der Leber.«

Minderwertige Verdauungssäfte bei Mineralsalzmangel

Auf Störungen im Mineralhaushalt reagieren die Verdauungsorgane empfindlich. Wenn Leber und Bauchspeicheldrüse (Pankreas) durch einen Mangel an Mineralstoffen, insbesondere bei einem Mangel von Salz Nr. 6 Kalium sulfuricum, Nr. 4 Kalium chloratum und Nr. 23 Natrium bicarbonicum, in ihrer Funktion eingeschränkt sind, produzieren sie minderwertige Verdauungssäfte, die auch den Ablauf der Verdauung im Darm beeinträchtigen. Ein Defizit an Schüßler-Salz Nr. 10 Natrium sulfuricum führt zu einem Mangel an basischen Verdauungssäften. Die Verdauung läuft nicht mehr vollständig ab, das führt zu Blähungen oder auch zu einer vermehrten Gärung und Fäulnis im Darm. Eine chronische Verstopfung (Obstipation) verschlimmert die Sache zusätzlich: Stoffwechselabbauprodukte und Giftstoffe, die aus Zersetzungs- und Fäulnisprozessen freigesetzt werden, belasten und blockieren Stoffwechselabläufe erheblich. Wird nichts unternommen, macht sich eine schleichende Selbstvergiftung (Toxämie) breit. Eine Überlastung des Körpers mit diesen Giftstoffen kann sich in Kopfschmerzen, rheumatischen Beschwerden, Hautproblemen, psychischen Beeinträchtigungen, aber auch in Übergewicht zeigen. Es liegt nahe, dass man bei Gewichtsproblemen diese Blockaden unbedingt aus dem Weg räumen muss. Unterstützung gibt es durch die Mineralsalze Nr. 6, Nr. 4, Nr. 23 und Nr. 10.

Die Mineralsalze für die Entgiftung

Drei Salze sind es vor allem, die für die lebenswichtige Aufgabe der Entgiftung des Körpers zuständig sind: Kalium sulfuricum Nr. 6, Natrium phosphoricum Nr. 9 und Natrium sulfuricum Nr. 10. Ihr Zusammenwirken verdeutlicht die Tabelle »Die drei Schritte der Entgiftung mit Schüßler-Salzen« (Seite 51). Wichtig sind außerdem Nr. 4 Kalium chloratum wegen der engen Beziehung zur Schleimhaut und Nr. 23 Natrium bicarbonicum, da es die Bauchspeicheldrüse anregt und damit auch die Verdauung.

Mineralsalz Nr. 6 Kalium sulfuricum

Es treibt alle Entgiftungs- und Ausscheidungsvorgänge im Körper voran. Der Weg der Entgiftung geht hauptsächlich über Leber, Haut und Schleimhäute. Das Salz kräftigt die Schleimhäute und fördert die Ausscheidung über die Haut. Als starker Stoffwechselregulator entlastet es zudem das Bindegewebe. Außerdem hat es einen starken Bezug zur Leber, dem Entgiftungsorgan Nummer eins im menschlichen Körper. Ist die Leber übermäßig belastet, äußert sich das beispielsweise in Energiemangel und Schlappheit, obwohl der Betroffene ausreichend schläft.

Ballaststoffe und Trinken

Ballaststoffe binden Giftstoffe und fördern ihre Ausscheidung. Deshalb ist eine ballaststoffreiche Ernährung (Vollkornprodukte, Obst und Gemüse) so wichtig. Die Biostoffe können ihre positive Wirkung aber nur entfalten, wenn Sie viel trinken. Besteht ein Mangel an Kalium sulfuricum, können Stoffwechselendprodukte und andere belastende Substanzen nicht mehr ausgeschieden werden. Sie wandern ab ins Bindegewebe, weil der Körper keinen anderen Ausweg weiß. Im Gewebe binden diese Giftstoffe wiederum Wasser und Mineralsalze an sich. Warum der Körper jetzt kein Gewicht mehr verliert, erklärt sich von selbst.

Entgiftung in drei Schritten

Die drei Schritte der Entgiftung mit Schüßler-Salzen	
Nr. 6 Kalium sulfuricum	**1. Schritt:** Salz Nr. 6 holt belastende Stoffe aus der Zelle, den Depots und dem Gewebe ab. Jetzt werden die Tore zur Entgiftung geöffnet.
Nr. 9 Natrium phosphoricum	**2. Schritt:** Salz Nr. 9 baut Stoffwechselrückstände, Schlacken und Giftstoffe ab und eliminiert sie.
Nr. 10 Natrium sulfuricum	**3. Schritt:** Salz Nr. 10 transportiert die Abfallprodukte und Giftstoffe ab und unterstützt ihre Ausscheidung über Nieren, Darm und Haut.

Mineralsalz Nr. 9 Natrium phosphoricum

Es spielt eine entscheidende Rolle im Säure-Basen-Haushalt, ist aber auch für die Eliminierung von Abfallprodukten zuständig. Natrium phosphoricum neutralisiert vor allem Säuren im Organismus und sorgt damit für das Säure-Basen-Gleichgewicht. Weitere Informationen zum Säure-Basen-Haushalt finden Sie im Ernährungskapitel (Seite 66).

Mineralsalz Nr. 10 Natrium sulfuricum

Dies ist das Ausleitungsmittel der Biochemie schlechthin. Es regt die Ausscheidungsorgane Leber, Galle, Darm und Nieren an. Aufgrund seines Schwefelanteils besitzt Natrium sulfuricum stark entgiftende Eigenschaften. Seine Aufgabe ist es, unerwünschte Substanzen ausscheidungsfähig zu machen und zur Ausleitung zu bringen. Dabei arbeitet es Hand in Hand mit Nr. 8 Natrium chloratum (zuständig für den Wasserhaushalt), denn es gibt Stoffe, die nicht direkt im Gewebe abgelagert, sondern in einer wässrigen Lösung gehalten werden. Geschieht dies im Übermaß, werden Wassereinlagerungen sichtbar und auch das Körpergewicht steigt an. Von diesen mit Abfallprodukten belasteten Flüssigkeiten kann sich der Körper mit Unterstützung von Natrium chloratum und Natrium sulfuricum befreien.

Die 4. Abnehmblockade: Wasserhaushalt

Ohne Wasser kann der Mensch nur wenige Tage überleben. Im Wasser sind lebenswichtige Mineralsalze gelöst, und zu zwei Dritteln besteht der menschliche Organismus ja aus Wasser. Der Wasserhaushalt wirkt sich auch auf Ihr Gewicht aus: Durch Wasseransammlungen kann sich Ihr Körpergewicht erheblich nach oben verschieben.

Die Nieren kontrollieren die Salz- und Wasserausscheidung des Körpers. Etwa alle sechs Minuten fließt das gesamte Körperblut durch die Nieren; das entspricht einer Tagesleistung von etwa 1 500 Litern. Die Nieren filtern harnpflichtige Stoffe (Harnstoff, Kreatinin, Harnsäure), Salze, Darmfäulnisstoffe (Indol, Skatol), von der Leber inaktivierte Gift- und Arzneistoffe und andere Abfallprodukte heraus und entfernen sie mit dem Urin (etwa 1,5 Liter täglich) aus dem Körper. Wasserhaushalt und Säure-Basen-Haushalt stehen also in enger Beziehung.

Ist der Stoffwechsel durch übermäßige Säuren und Abfallprodukte belastet, fehlen für den Abtransport wichtige Mineralsalze. Bei einem Übermaß an Säuren und anderen belastenden Substanzen greift der Wasserhaushalt regulierend ein. Er ist bestrebt, die unerwünschten Stoffe mit Wasser zu verdünnen und zu lösen, um ihre schädliche Wirkung auf den Organismus abzumildern. Das ist einerseits positiv, aber für Ihr Gewichtsmanagement nachteilig.

Das Bindegewebe spielt für den Wasserhaushalt ebenfalls eine wichtige Rolle: Es speichert bei Bedarf große Mengen an Wasser. Dies gilt umso mehr, wenn reichlich Säuren und andere Schadstoffe dort abgelagert sind, um diese zu verdünnen. Bei einem gestörten Wasserhaushalt sind immer die Mineralsalze Nr. 8 Natrium chloratum (reguliert) und Nr. 10 Natrium sulfuricum (entwässert) von großer Bedeutung. Wenn Sie mithilfe der Schüßler-Salze die unerwünschten Stoffwechselprodukte aus dem Körper eliminieren, wird auch das gebundene Wasser wieder freigesetzt und der Flüssigkeitshaushalt reguliert.

Das Mineralsalz für den Wasserhaushalt

Auf das Salz Nr. 8 Natrium chloratum (Kochsalz) kann beim Abnehmen nicht verzichtet werden. Schließlich reguliert das Mineralsalz den Flüssigkeitsstoffwechsel, beeinflusst den Säure-Basen-Haushalt und ist an der Zellerneuerung beteiligt. Zudem hat Natrium eine enge Beziehung zu den Schleimhäuten. Natrium wirkt Wasser anziehend und reguliert damit den Flüssigkeitsgehalt in der Zelle und im Gewebe. Das Salz Nr. 8 hat die Aufgabe, die im Stoffwechsel frei gewordenen Stoffe und das daran gebundene Wasser über die Nieren auszuscheiden. Es ist zwar im Körper reichlich vorhanden, aber oft liegt eine Verteilungsstörung vor, die mit den Salzen korrigiert werden muss.

Wasser, ade! Ein Aufbrauchen der Natrium-chloratum-Depots führt zu Wassereinlagerungen. Auch eine Übersäuerung fördert einen Mangel an Natrium chloratum. Dazu muss man wissen, dass Stoffwechselschlacken und überschüssige Säuren Wasser binden. Geschieht dies im Übermaß, gerät die Regulation des Flüssigkeitshaushaltes aus dem Gleichgewicht. Natrium chloratum hat die Aufgabe, die im Stoffwechsel frei gewordenen Stoffe und das daran gebundene Wasser über die Nieren auszuscheiden.

Ein Kochsalzmangel erscheint uns zunächst paradox, nehmen wir doch mit der Nahrung meist viel mehr von diesem Salz zu uns als empfohlen. Doch es handelt sich um einen relativen Mangel, d. h., Natrium chloratum (Kochsalz) ist zwar im Körper vorhanden, gelangt aber nicht zu den Stellen, wo es gebraucht wird. Um zu gewährleisten, dass das Natrium chloratum tatsächlich in die Zellen gelangt, ist die Einnahme des Schüßler-Salzes Natrium chloratum hilfreich. Das aufbereitete Schüßler-Salz ist der Schlüssel, der dem »normalen« Salz den Weg in die Zelle öffnet.

Die 5. Abnehmblockade: Eiweißverdauung

Die Eiweiße (Proteine), die wir mit der täglichen Nahrung aufnehmen, werden im Verdauungstrakt in ihre kleinsten Bausteine, die Aminosäuren, gespalten. Im Magen (Salzsäure) und Dünndarm findet die Eiweißverdauung statt, unterstützt von Enzymen der Bauchspeicheldrüse. Über Pfortader, Leber und Blutweg gelangen die Eiweißbausteine schließlich zu Zellen und Organen. Abbauprodukt des Eiweißstoffwechsels ist Harnstoff. Pro Tag bildet der Körper etwa 25 bis 30 g Harnstoff, der nur über die Nieren ausgeschieden wird.

Zu viel Eiweiß belastet den Stoffwechsel

Bei der Verstoffwechselung von Eiweiß entstehen zahlreiche Abbauprodukte, wie z. B. Ammoniak, die am Ende in Form von Harnstoff über die Nieren ausgeschieden werden. Normalerweise bereitet es dem Körper keine Probleme, diese Stoffe zu entsorgen. Die meisten Menschen tendieren allerdings dazu, weitaus mehr (tierisches) Eiweiß mit der Nahrung aufzunehmen, als für ihren Körper gut ist.

Was geschieht mit diesen großen Mengen an Proteinen? Überschüsse können nicht einfach ausgeschieden werden. Der Körper muss sie in irgendeiner Art verwerten. Der größte Teil wird in Form von Fetten eingelagert. Außerdem ist bei Menschen, die Probleme mit ihrem Gewicht haben, der Kollagenanteil im Bindegewebe stark erhöht. Mit anderen Worten: Auch das Bindegewebe ist gezwungen, Eiweiß zu speichern. Ist die Ernährung zu proteinreich, lagern sich die Aminosäuren sogar an den Zellwänden ab. Folge: Die Zellen sind latent schlecht versorgt, es werden größere Mengen der Mineralsalze verbraucht. Die Eiweißüberfüllung hat auch Konsequenzen für den Energiehaushalt: Der Mensch wird träger und müder. Um die überfüllten Eiweißspeicher zu entleeren, ist es sinnvoll, tierisches Eiweiß (Wurst, Fleisch, Fisch) in der Ernährung einzuschränken.

Die Mineralsalze für die Eiweißverdauung

Bei einem gestörten Stoffwechsel sind nicht nur die Schlackendepots völlig überfüllt, sondern auch die Eiweißspeicher bis obenhin voll. Wenn das Abneh-

Warum Eiweiße lebenswichtig sind

Erst in Form von Aminosäuren sind Proteine für den Organismus verwertbar. Der Körper benötigt sie für die Produktion lebenswichtiger Stoffe wie

- Enzyme
- Hormone (z. B. Insulin, Adrenalin)
- Gerinnungsfaktoren (zur Blutgerinnung)
- Muskelgewebe
- Antikörper (für das Abwehrsystem)
- Transporteiweiß (z. B. Hämoglobin)
- Kollagen für das Bindegewebe

men erfolgreich sein soll, müssen diese Speicher deshalb vorher geleert werden.

Dabei helfen Ihnen die Schüßler-Salze Nr. 2 Calcium phosphoricum und Nr. 9 Natrium phosphoricum. Calcium phosphoricum ist wichtig für die Normalisierung des Eiweißstoffwechsels und unterstützt die Produktion körpereigener Eiweiße wie etwa Hormone und Enzyme.

Ein gestörter Eiweißstoffwechsel führt zu einer erheblichen Leberbelastung. Hintergrund: Bei der Verstoffwechselung von Eiweiß entstehen zahlreiche Stoffe wie Ammoniak, Indol und Skatol. Diese Stoffwechselgifte gelangen, wie auch die Eiweißfäulnisprodukte aus dem Darm, von der Pfortader zur Leber. Bei einer gestörten Eiweißverdauung ist daher auch die Einnahme des Salzes Nr. 6 Kalium sulfuricum sinnvoll, das ebenfalls Bestandteil des Abnehmpaketes ist.

Die 6. Abnehmblockade: Fettverdauung

Fette sind nicht generell Dickmacher – im Gegenteil: Fettsäuren sind für den Organismus lebenswichtig. In den Industrienationen nehmen sehr viele Menschen jedoch übermäßig viel Fett zu sich, nicht selten doppelt so viel wie empfohlen. Wer mit seinem Gewicht kämpft, ist sich oftmals gerade der versteckten Fette, die in Fertiggerichten, Süßigkeiten und Kuchen lauern, gar nicht bewusst. Fette aus der Nahrung werden im Dünndarm mithilfe von Gallensaft und Enzymen der Bauchspeicheldrüse gespalten und zu Fettmolekülen umgebaut. Der überwiegende Teil gelangt als winzige Fettkügelchen über die Lymphwege in das Blut. Überschüssige Fettsäuren baut der Körper wieder zu Fetten um und lagert sie im Fettgewebe.

Wer abnehmen möchte, muss an seinem Fettstoffwechsel arbeiten. Das wichtigste Schüßler-Salz bei der Fettverdauung ist das Mineralsalz Nr. 9 Natrium phosphoricum. Bei Menschen mit Übergewicht liegt nicht selten ein Mangel an Nr. 9 vor, der das Ungleichgewicht im Fettstoffwechsel hervorgerufen hat. Ist der Fettstoffwechsel gestört, versucht der Organismus, Fett, das er nicht mehr verarbeiten kann, über die Haut auszuscheiden. Dann kann es sein, dass die Haut fettig glänzt. Typische Stellen sind Nase und Stirn.

Speicherung von Schadstoffen im Fettgewebe Im Fettgewebe speichert der Körper zahlreiche Giftstoffe. Deshalb muss man Vorsorge treffen, wenn man in kurzer Zeit sehr viel an Gewicht verliert (z. B. beim Heilfasten): Rückt man den Fettdepots zu Leibe, werden auch Schadstoffe freigesetzt, die den Körper regelrecht überfluten können, wenn man zu schnell abnimmt. In jedem Fall muss dafür gesorgt werden, dass diese Schadstoffe ausgeleitet werden – mit den Schüßler-Salzen Nr. 6 Kalium sulfuricum, Nr. 9 Natrium phosphoricum und Nr. 10 Natrium sulfuricum. Anzeichen für eine Freisetzung der Gifte können sein: Kopfschmerzen, Schlafstörungen, depressive Stimmung und Gelenkbeschwerden.

Das Mineralsalz für die Fettverdauung

Natrium phosphoricum (Nr. 9) ist bekannt für seine neutralisierende Wirkung im Säure-Basen-Haushalt. Weniger bekannt ist, dass das Salz in enger Beziehung zum Fettstoffwechsel steht. Es reguliert den Fetthaushalt und sorgt für die Fettverdauung.

Schwieriger Stoffwechselkandidat: Fett.

Sicher kennen Sie die Empfehlung, Fette, insbesondere tierische Fette, beim Essen einzuschränken. Aber warum eigentlich? Nährstoffe wie Eiweiße und Kohlenhydrate werden vom Körper schnell verbrannt. Der Stoffwechsel reagiert umgehend und verbrennt sie zügig. Der Fettstoffwechsel arbeitet hingegen träger. Überschüssiges Fett wird nicht einfach in Energie umgewandelt, sondern langsam in die Depots gebracht. Wenn sie dort einmal lagern, ist der Abtransport dieser Vorräte ungleich schwieriger. Das Salz Natrium phosphoricum wiederum veranlasst den Körper, verstärkt Fett zu verbrennen. Außerdem löst es Harnsäure (Abbauprodukt des Eiweißstoffwechsels) aus dem Körper.

Weg mit unerwünschten Schadstoffen!

Wenn Sie Gewicht verlieren möchten, ist die Einnahme von Natrium phosphoricum noch aus einem weiteren Grund zwingend erforderlich: Beim Abnehmen werden in den Fettzellen gebundene Schadstoffe freigesetzt und überschwemmen – wenn kein schützender Abfangjäger wie Nr. 9 vorhanden ist – den Körper. Natrium phosphoricum eliminiert diese unerwünschten Stoffe.

Tipp Nach jedem Bissen das Besteck neben den Teller legen, dann isst man automatisch langsamer.

Essenspausen Pausen von 5 Stunden von Mahlzeit zu Mahlzeit schützen die hinter dem Magen liegende Bauchspeicheldrüse (Pankreas) vor Überlastung. Ansonsten schießen die Blutzuckerwerte immer wieder in die Höhe und die Drüse produziert daraufhin eine Menge Insulin, was wiederum Heißhungergefühle auslöst. Außerdem sind längere Essenspausen ein guter Motor für die körpereigene Müllentsorgung; der Prozess dieser sogenannten Autophagie setzt erst nach mehreren Stunden ein.

Die 7. Abnehmblockade: Kohlenhydratverdauung

Kohlenhydrate werden im Mund und im Dünndarm in ihre kleinsten Bausteine, die Glukosemoleküle (Traubenzucker), gespalten und von dort über den Blutweg in die Zellen zum Zweck der Energieerzeugung transportiert. Glukose ist der Rohstoff für die Energiegewinnung des Körpers. Bei der Zellatmung (»innere Atmung«) wird Glukose in Energie umgewandelt. Dazu benötigt die Zelle unbedingt Sauerstoff.

Überschüssige Kohlenhydrate werden als Glykogen in Muskeln und in der Leber gespeichert. Ist der Zuckerhaushalt gestört, sind Kohlenhydrate auch verstärkt im Bindegewebe eingelagert. Überschüssiger Zucker kann an Eiweiße angedockt und im Bindegewebe abgelegt werden. Diese Zucker-Eiweiß-Verbindungen tragen erheblich zur Verschlackung des Bindegewebes bei. Finden sich kein Ventil und keine Entlastung von diesen Substanzen, kann das Bindegewebe irgendwann keine weiteren Kohlenhydrate zwischenlagern, der Körper setzt sie direkt an, das Gewicht steigt. Das Schlüsselsalz der Biochemie ist in diesem Fall Kalium chloratum Nr. 4. Es besitzt eine anregende Wirkung auf den Kohlenhydratstoffwechsel. Ist das Ungleichgewicht im Kalium-chloratum-Haushalt sehr ausgeprägt, entwickelt sich häufig ein mehr oder weniger starkes Bedürfnis nach Alkohol, was aber die Reserven noch weiter belastet. Auch Milch wird oft nicht vertragen. Aber auch bei einem Mangel anderer Mineralsalze kann es leicht passieren, dass der Abbau der Kohlenhydrate gestört ist. In jeder Stufe der chemischen Abbaureaktionen des Energiestoffwechsels ist eine Vielzahl von Enzymen und Mineralsalzen erforderlich. Fehlt nur ein Salz in dieser Kettenreaktion, hat das Konsequenzen für den gesamten Stoffwechselprozess. Der Ablauf wird behindert; Zwischenpro-

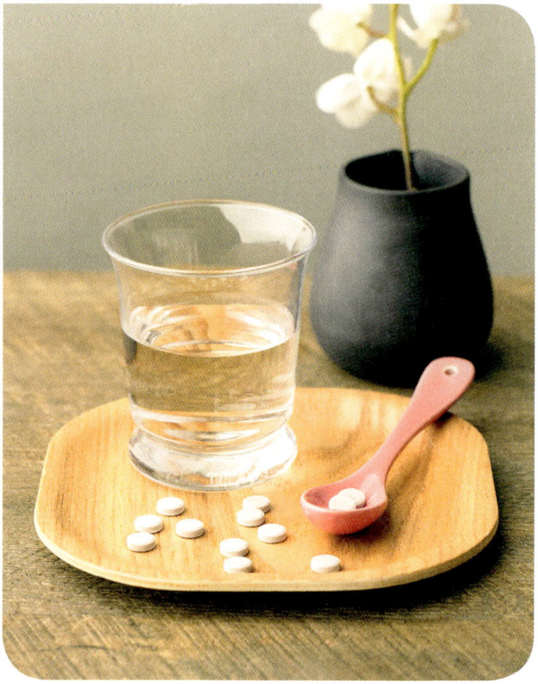

dukte bleiben liegen, werden nicht abgebaut und belasten den gesamten Stoffwechsel.

Das Mineralsalz für die Kohlenhydratverdauung

Wenn zu viel Süßes und schnell verstoffwechselte Kohlenhydrate (z. B. Produkte aus Weißmehl, Kuchen, Limonaden) gegessen werden, schnellt der Insulinspiegel in die Höhe. Kurz darauf fällt der Insulinspiegel ab – das ruft erneut Hungergefühle hervor. Das Hormon Insulin ist der Schlüssel für einen reibungslosen Stoffwechsel. Es senkt den Blutzucker und bringt ihn in die Zelle zur Energiegewinnung. Wenn in Mahlzeiten Kohlenhydrate und Fette gleichzeitig gegessen werden, werden die Kohlenhydrate bevorzugt verstoffwechselt und das Fett an der Hüfte deponiert. Bei einem niedrigen Insulinspiegel wird Körperfett besser abgebaut. Kein Wunder, dass Menschen, die zwar weniger Fett, aber übermäßig viele Süßigkeiten essen, Fettpolster zulegen.

Motor der Glukose-Verbrennung. Das Salz der Biochemie für den Kohlenhydratstoffwechsel ist Kalium chloratum Nr. 4. Es besitzt eine anregende Wirkung auf die Verbrennung von Glukose und damit einen wichtigen Einfluss auf den Energiehaushalt des Organismus. Wer zu Übergewicht neigt und wenig Bewegung hat, benötigt dieses Salz sehr häufig.

Einfluss der Schüßler-Salze auf die 7 Abnehmblockaden

Die folgende Tabelle gibt Ihnen einen schnellen Überblick, welches der zwölf Schüßler-Salze bei welcher Abnehmblockade hilfreich sein kann und positiv auf Ihren Stoffwechsel wirkt.

12 Salze	Übersäuerung	Bindegewebe und Lymphe	Leber und Darm	Wasserhaushalt	Eiweißverdauung	Fettverdauung	Kohlenhydratverdauung
Nr. 1		×					
Nr. 2		×			×		
Nr. 3							
Nr. 4			×		×××		×××
Nr. 5			×				
Nr. 6		×××	×××				×
Nr. 7							
Nr. 8	×××			×××			
Nr. 9	×××	×××				×××	×
Nr. 10		×××	×	×××		×	
Nr. 11	×	×××					
Nr. 12			×				

×××: sehr wichtig
×: wichtig

Das Basispaket zum Abnehmen

Um Ihnen den Einstieg in das Abnehmen mit Schüßler-Salzen zu erleichtern, ist das Mineralsalz-Basisabnehmpaket perfekt geeignet.

Die ideale Salzkombination zum Abnehmen

Das Mineralsalzpaket ist eine spezielle, neuartige Kombination bestimmter Schüßler-Salze für all diejenigen, die gern abnehmen möchten. Es besteht aus fünf Mineralsalzen, die in dieser Kombination eine Rundumversorgung bieten. Bewährt hat sich genau diese Basiskombination, da sich die Salze gegenseitig unterstützen und nur so ein wirkungsvoller Abtransport aller belastenden Stoffe gewährleistet ist.

Die heilsamen Salze unterstützen den Abbau von Schadstoffen und die Fettverbrennung, stärken das Bindegewebe (gut gegen Cellulite), glätten die Haut, bringen Stoffwechsel und Verdauung in Schwung und fördern die Entwässerung. Sie stellen die richtige Weiche für einen reibungslos funktionierenden Stoffwechsel, lösen spezifische Abnehmblockaden auf und sind der Schlüssel für eine natürliche Gewichtsreduktion. Neben diesem Basispaket haben Sie die Möglichkeit, entsprechend Ihrer individuellen Situation ergänzend noch ein weiteres Schüßler-Salz auszuwählen.

Das Basispaket besteht aus Nr. 4 Kalium chloratum D6, Nr. 6 Kalium sulfuricum D6, Nr. 8 Natrium chloratum D6, Nr. 9 Natrium phosphoricum D6 und Nr. 10 Natrium sulfuricum D6. Das von mir entwickelte Paket gibt es nicht als fertige Kombination. Die Salze werden in der Apotheke einzeln gekauft und zuhause zusammengestellt. Zusätzlich zu diesen fünf Mineralsalzen können Sie bei Bedarf ein weiteres Salz aussuchen (Seite 63).

So nehmen Sie die Salze ein

- Nehmen Sie von jedem der fünf Salze des Basispaketes dreimal täglich eine Tablette (= dreimal täglich fünf Tabletten), am besten aufgelöst in einem Glas abgekochtem warmem Wasser.
- Trinken Sie die noch warme Flüssigkeit langsam in kleinen Schlucken und behalten Sie die Flüssigkeit eine Weile im Mund, damit die Salze von der Schleimhaut aufgenommen und weiter zum Blut transportiert werden können.
- Ebenso gut können Sie die Tabletten auch einfach im Mund langsam zergehen lassen.
- Nehmen Sie die Salze möglichst eine halbe Stunde vor oder eine Stunde nach dem Essen ein. Auf diese Weise wird verhindert, dass sich das Salz zu sehr mit dem Nahrungsbrei vermengt.

Dauer der Kur

Die Kur mit dem Mineralsalz-Abnehmpaket sollten Sie über mehrere Wochen durchführen, günstig sind etwa drei bis vier Wochen. Die Dauer der Einnahme richtet sich zusätzlich nach Ihrem Befinden. Auch später können Sie Ihren Stoffwechsel immer mal wieder mit einer mehrwöchigen Schüßler-Salze-Kur in Ordnung bringen. Die gelösten Schüßler-Salze sind geschmacklich übrigens recht angenehm und schmecken beinahe neutral. Deswegen ist es auch nicht störend, die Mineraldrinks über einen längeren Zeitraum einzunehmen.

Diese Schüßler-Salze helfen zusätzlich beim Abnehmen Eines der folgenden Salze kann Sie – neben dem Basispaket einzeln hinzugenommen – zusätzlich bei der Gewichtsreduktion unterstützen:

- Das Mineralsalz für den Darm: Nr. 5 Kalium phosphoricum zur Regulierung des Stoffwechsels, unterstützt die Arbeit der Drüsen, hat eine entgiftende Wirkung auf den Darm und Störungen der Fettverdauung
- Das Mineralsalz für das Nervensystem: Nr. 7 Magnesium phosphoricum zur Stabilisierung des vegetativen Nervensystems, senkt den Cholesterinspiegel
- Das Mineralsalz für das Bindegewebe: Nr. 11 Silicea für Haut, Haare und festes Gewebe, reduziert Harnsäure im Blut, gilt auch als »Anti-Aging-Mittel« der Biochemie

Das Mineralsalzpaket zum Abnehmen (Basispaket)

Mineralsalz	Funktion/Aufgaben
Nr. 4 Kalium chloratum D6	Für Kohlenhydrat- und Eiweißstoffwechsel. Allgemein stoffwechselanregend. Anregung des Lymphflusses.
Nr. 6 Kalium sulfuricum D6	Entgiftung, Anregung der Leberfunktion. Ausleitung über die Haut. Für den Zuckerstoffwechsel.
Nr. 8 Natrium chloratum D6	Für den Wasserhaushalt. Für den Säure-Basen-Haushalt.
Nr. 9 Natrium phosphoricum D6	Für den Säure-Basen-Haushalt. Neutralisiert Harnsäure, eliminiert Abfallprodukte. Für den Fettstoffwechsel und die Fettverbrennung. Für die Eiweißverdauung.
Nr. 10 Natrium sulfuricum D6	Ausleitungs- und Ausscheidungsmittel. Entgiftung über den Darm. Bei Neigung zu Fettleibigkeit.

Bitte kein Metall!

Rühren Sie den Mineraldrink nicht mit einem Metalllöffel um, das beeinträchtigt die Wirkung. Verwenden Sie stattdessen einen Holz- oder Plastiklöffel. Auf diese Tradition wird auch in der Homöopathie Wert gelegt.

Was müssen Diabetiker bei der Einnahme beachten?

Diabetiker sollten wissen, dass 48 Tabletten einer Broteinheit (kurz BE) entsprechen. Da diese Mengen in der Praxis aber höchst selten genommen werden, berücksichtigt man die Schüßler-Tabletten bei der täglichen Berechnung der Broteinheiten nur in Ausnahmefällen.
Die Broteinheit dient zur Berechnung der Kohlenhydratmenge. Eine BE entspricht zwölf Gramm Kohlenhydraten.

Schüßler-Salze sind Arzneimittel

Es gibt sie von verschiedenen Herstellern rezeptfrei in der Apotheke.

- Das Mineralsalz für die Schilddrüse: Nr. 15 Kalium jodatum (Ergänzungsmittel) unterstützt die Funktionen der Schilddrüse, das Mineralsalz zur Anregung des gesamten Stoffwechsels allgemein. Bei Schilddrüsenstörungen nicht ohne ärztlichen Rat einnehmen!
- Das Mineralsalz für die Bauchspeicheldrüse: Nr. 23 Natrium bicarbonicum (Ergänzungsmittel) aktiviert die Bauchspeicheldrüse, regt die Ausscheidung von harnpflichtigen Substanzen an, hilft bei trägem Stoffwechsel

Erweiterung des Basispakets: Salze zur individuellen Auswahl

Zusätzlich zum Mineralsalz-Basispaket können Sie bei Bedarf noch ein weiteres Schüßler-Salz auswählen, das zu Ihrer Situation am besten passt. Orientieren Sie sich bei der Auswahl an den Beschreibungen der einzelnen Salze (Seite 18) sowie an der Tabelle auf Seite 38. Wenn bekannt ist, dass bei Ihnen ein bestimmtes Organsystem belastet ist, sollten Sie an die zusätzliche Einnahme des zugehörigen Salzes denken (z. B. Bauchspeicheldrüse – Salz Nr. 23).

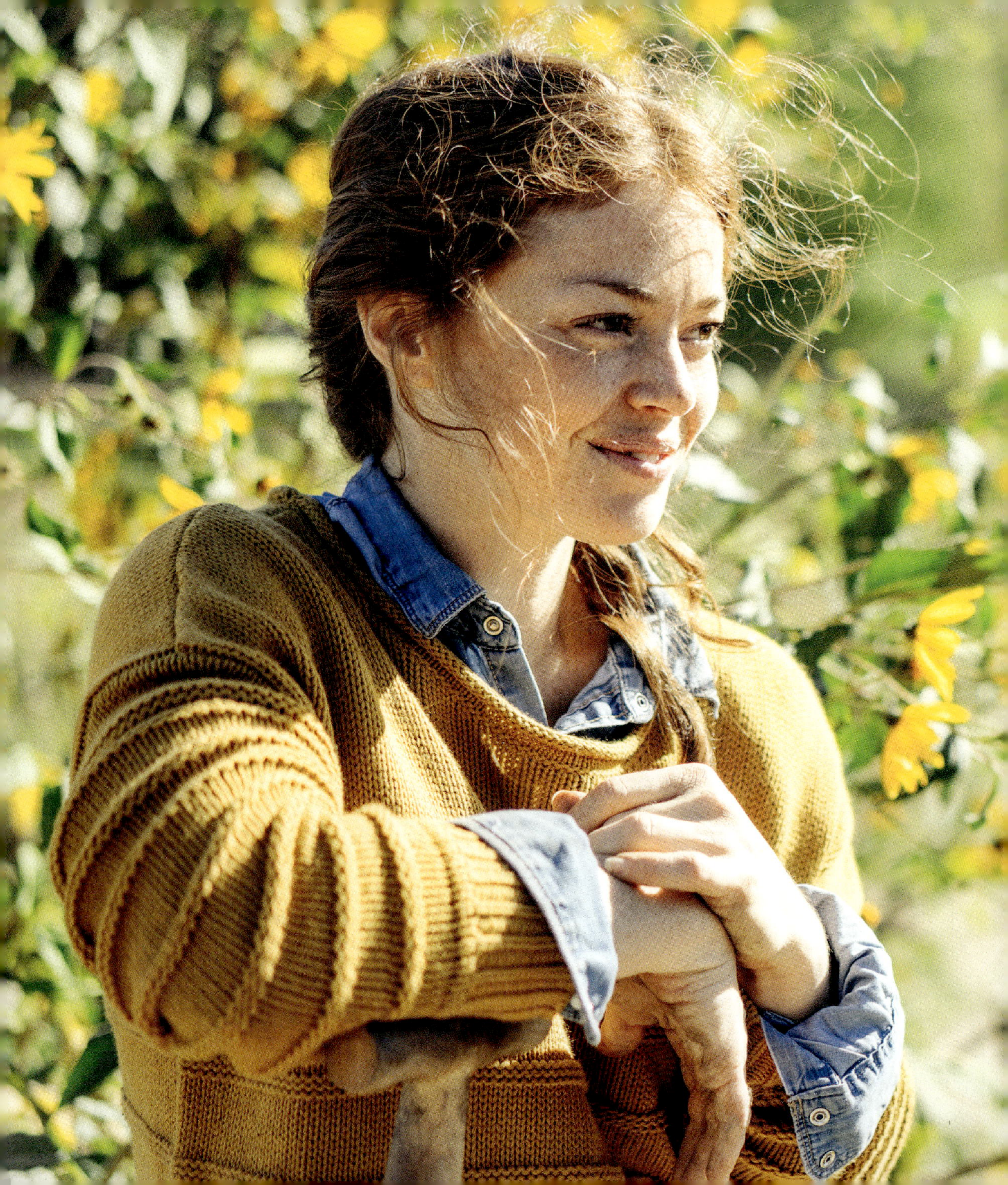

Los geht's!

Lesen Sie, wie Sie mit einer Kombination aus Schüßler-Salzen, ausgewogener Ernährung und weiteren Bausteinen auf gesunde Weise abnehmen können, ohne zu hungern.

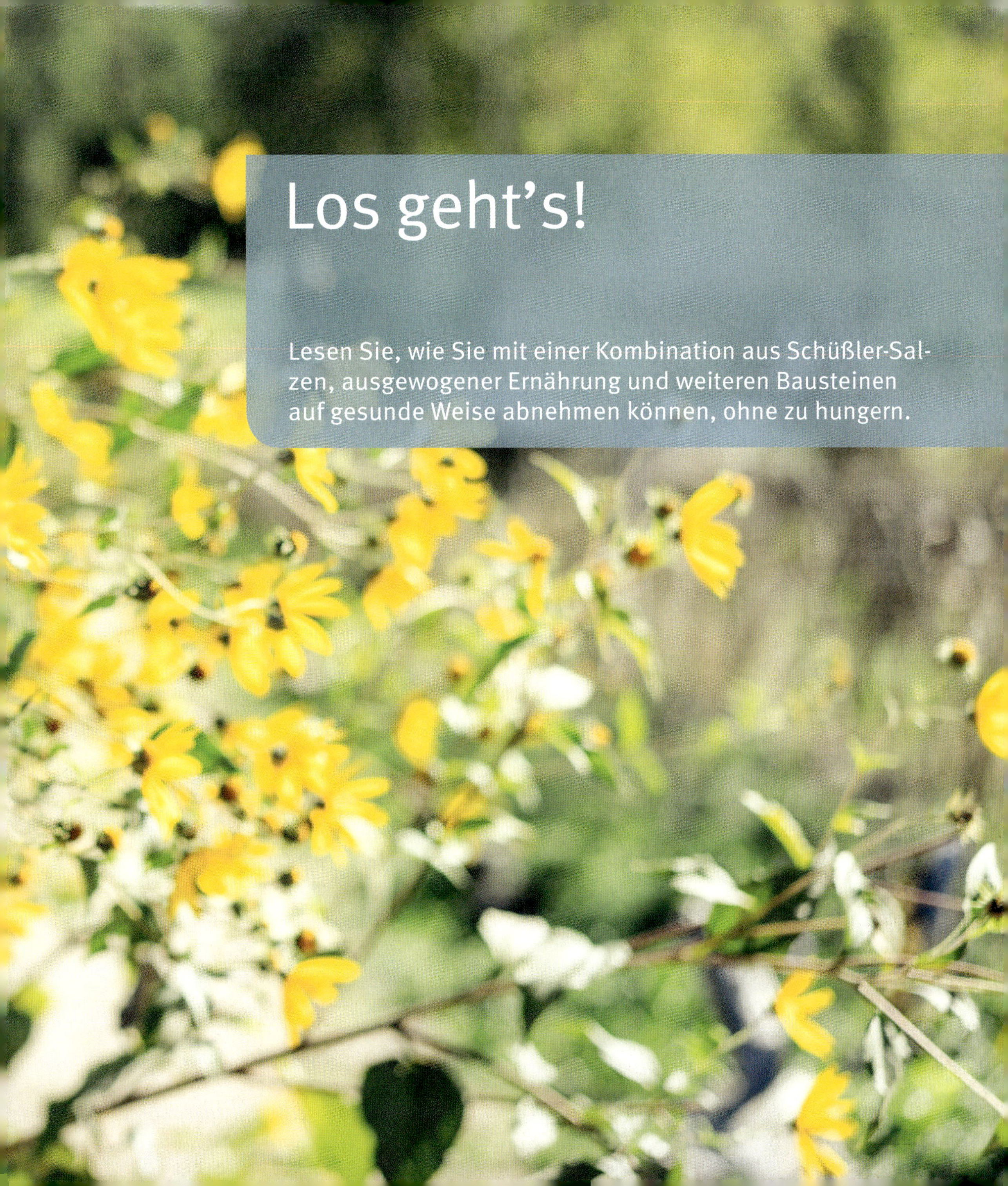

Die richtige Ernährung

Essenziell auf dem Weg zum Wunschgewicht ist eine ausgewogene Ernährung. Nur wer gesund isst, hat eine Chance, sein Gewicht nicht nur kurzfristig zu reduzieren, sondern auch dauerhaft zu halten.

Was Sie über Fette wissen sollten

Ungesättigte Fettsäuren müssen über die Nahrung zugeführt werden. Sie werden als essenzielle Fettsäuren bezeichnet und sind in pflanzlichen Ölen in weitaus höherer Konzentration enthalten als in tierischen Fetten. Sie vermindern den Cholesterinspiegel im Blut. Kalt gepresste Öle sind besonders reich an wertvollen Fettsäuren und sollten daher auf dem täglichen Speiseplan stehen. In der vollwertigen Küche sind Pflanzenöle die wichtigsten Fettlieferanten. Günstig sind z. B. Rapsöl, Olivenöl und Leinöl. Leinöl ist die beste pflanzliche Quelle für Omega-3-Fettsäuren, die entzündungshemmend und stoffwechselanregend wirken. Das Öl darf allerdings nicht erhitzt werden.

Vorsicht, Fettfalle! So sparen Sie Fette

- Essen Sie viel Gemüse, Salate und Obst – die haben wenig oder gar kein Fett. Ausnahme: Avocados und Oliven sollten aufgrund ihres Fettgehaltes nicht zu oft auf Ihrem Speiseplan stehen.
- Bevorzugen Sie fettarme Zubereitungsarten: Dünsten, Dämpfen und Grillen. Verwenden Sie eine beschichtete Pfanne.

- Reduzieren Sie Süßigkeiten, verzichten Sie am besten ganz darauf.
- Machen Sie Salatsaucen mit Joghurt oder wenig Öl an.
- Streichen Sie Butter nur ganz dünn aufs Brot.
- Greifen Sie nur selten zu Halbfettprodukten. Es handelt sich dabei um Mischfette, die zudem viele Zusatzstoffe enthalten.
- Machen Sie einen großen Bogen um Fertiggerichte wie z. B. Fertigpizza, Chips oder fertige Salatsaucen. Sie enthalten reichlich versteckte Fette und freie Phosphate, die basische Mineralstoffe binden.
- Meiden Sie fette Fleisch- und Wurstsorten wie Schweinefleisch, Gans, Leberwurst und Salami. Entfernen Sie sichtbare Fettränder. Geben Sie Biofleisch den Vorzug (höhere Qualität, einwandfreie Tierhaltung. Außerdem stehen Tiere in der Massentierhaltung unter starkem Stress, was zu einer zusätzlichen Übersäuerung des Fleisches führt).
- Schränken Sie panierte Speisen, z. B. Fisch oder Schnitzel, ein. Dasselbe gilt für in Fett gebratene oder frittierte Speisen, wie Pommes frites.
- Schränken Sie Zucker, Teigwaren und Weißmehl ein, denn auch ein Übermaß an Kohlehydraten kann erhöhte Blutfettwerte hervorrufen.

Bei erhöhten Blutfettwerten (Cholesterin, Triglyzeride) können begleitend die Salze Nr. 9 Natrium phosphoricum und Nr. 7 Magnesium phosphoricum sinnvoll sein, da sie bei der Regulation des Fettstoffwechsels helfen.

Ballaststoffe sind wichtig, weil sie die Ausscheidung von Cholesterin durch die Bindung von Gallensäuren fördern. Günstig sind in diesem Zusammenhang Gemüse und Sojalecithin.

Gute Ernährung ist so leicht

Durch einfache Umorientierung in der Ernährung fühlen sich viele Menschen schnell besser. Dabei geht es weniger um spezielle Ernährungsempfehlungen oder Diäten, sondern um einfache Basisregeln, die leicht umzusetzen sind.

Basisregeln zum Schlankwerden

Davon mehr	Davon weniger
Hochwertige, kalt gepresste Pflanzenöle: Olivenöl, Rapsöl, Walnussöl und Leinöl	Tierische Fette: Butter und Bratfette
Ballaststoffe (reichlich vorhanden in Gemüse, Vollkornprodukten und Obst): sind sättigend, regulieren die Verdauung und senken erhöhte Cholesterinwerte	Weißmehlprodukte (z. B. helle Brote und Brötchen, Gebäck) und Zucker (Süßigkeiten und Desserts)
Flüssigkeit (Mineral- oder Heilwasser, Kräutertee, grüner Tee)	Limonaden, gesüßte Getränke, Süßstoff, Bohnenkaffee, schwarzer Tee, Alkohol (»leere Kalorien«)
Frische und unverarbeitete Nahrungsmittel: 5 x täglich Gemüse und Obst (reichlich Vitamine)	Fertiggerichte und Fast Food: enthalten versteckte Fette, Salz, Zusatzstoffe, Phosphate, aber dafür kaum wertvolle Nährstoffe (wenig Vitamine)
Hochwertiges Eiweiß: Soja, Fisch, helle Fleischsorte, z. B. Bio-Geflügel	Rotes Fleisch: z. B. Rindfleisch oder Fleisch von Wildtieren

Davon mehr	Davon weniger
Bitterstoffe wie Oliven, Löwenzahn (z. B. als Tee), Rettich oder Radieschen: stärken die Leber und unterstützen die Entgiftungsfunktion	Alkohol und Tabak belasten die Leber!
Reife Früchte der Saison, aus heimischem Anbau	Unreif geerntete Früchte, die erst künstlich nachreifen müssen
Frische Kräuter und Gewürze	Fertige Gewürzmischungen mit Geschmacksverstärker
Frische Milchprodukte, Probiotika (Buttermilch, Kefir, Naturjoghurt), Alternative: Mandelmilch	Fertige Milchprodukte wie Fruchtzubereitungen (enthalten viel Zucker), H-Milch

Die wichtigsten Ernährungstipps auf einen Blick

Wenn Sie folgende Basisregeln beachten, wird Kalorienzählen überflüssig:

- Essen Sie ausgewogen, mit viel pflanzlichem Eiweiß und Nährstoffen.
- Essen Sie basenreich, um eine Übersäuerung zu vermeiden.
- Zwei von drei Mahlzeiten sollten Sie pflanzlich orientiert zusammenstellen. Essen Sie mehr Gemüse als Obst (wegen Fruktose in den Früchten).
- Trinken Sie ausreichend (reines Wasser, Kräutertees, grünen Tee).
- Schränken Sie Weißmehlprodukte und Zucker ein.
- Nehmen Sie mehr komplexe Kohlenhydrate (Vollkornprodukte, Naturreis, Kartoffeln) und weniger schnell verdaubare Kohlenhydrate (Weißbrot und Brötchen aus weißem Mehl, Zucker und Süßwaren) zu sich.
- Verwenden Sie Meersalz statt einfachem Kochsalz. Meersalz enthält noch alle Mineralien und Spurenelemente, die unser Körper benötigt. Aber: Verwenden Sie es sehr sparsam, denn Salz hält das Wasser im Gewebe. Kräuter und Gewürze sind eine gute Alternative
- Bitterstoffe in Chicorée, Artischocken, Rucola, Radicchio und Oliven stärken die Leber.
- Machen Sie sich mit dem ungefähren Fett- und Kaloriengehalt der wichtigsten Lebensmittel vertraut, um die »Fallen« gefahrlos zu umschiffen, siehe die Tabelle zu den Beispielen (Seite 70).

So viel Fett kann in Lebensmitteln stecken

Lebensmittel	Fettgehalt pro 100 g
Mayonnaise	65 – 80 g
Speck, durchwachsen	65 – 80 g
Mandeln	54 g
Salami	45 – 50 g
Mascarpone	40 g
Kartoffelchips	40 g
Crème fraîche	40 g
Schweinekotelett	32 g
Nusskuchen	29 g
Blätterteig	25 g
Eiskaffee	20 g

Der Säure-Basen-Haushalt

Zahlreiche Beschwerden wie Antriebsschwäche und rasche Ermüdung, erhöhte Infektanfälligkeit, Verdauungsbeschwerden, Schmerzen, Hautleiden, Gelenkbeschwerden oder Stimmungstiefs sind auf eine chronische Übersäuerung des Körpers zurückzuführen. Auch der Zusammenhang zwischen einer chronischen Übersäuerung des Körpers und der Entstehung von Übergewicht ist gesichert, siehe Abnehmblockade Nr. 1 (Seite 43). Deshalb ist die Balance des Säure-Basen-Haushaltes so wichtig.

Der pH-Wert

Der pH-Wert ist die Abkürzung für »potentia hydrogenii« und ein Maß für die Wasserstoffionen-Konzentration. Er dient damit als Formel, ob eine Lösung basisch, sauer oder neutral reagiert.

Die pH-Wert-Tabelle

pH-Werte	
pH-Werte unter 7	sauer
pH-Wert 7	neutral
pH-Werte über 7	basisch (alkalisch)
Die Skala reicht von 0 bis 14.	

Da sich der pH-Wert im Urin je nach Ihrer Ernährung ändert, können Sie mit Teststreifen aus der Apotheke den pH-Wert des Urins kontrollieren. Diese Messungen liefern allerdings nur grobe Hinweise über die Säureausscheidung. Entscheidend für Abnehmblockaden sind aber die Säureverhältnisse im Bindegewebe!

Die Menge der vorhandenen Säuren im Körper hängt stark mit unserer Ernährung sowie Lebenssituation (Bewegung und Stress) zusammen. Bei einer zuckerreichen Kost und viel Fleisch fallen große Mengen von Säuren an, die die Nieren bewältigen müssen, um das Säure-Basen-Gleichgewicht im Körper konstant zu halten.

Günstig ist darum eine basenüberschüssige Ernährung mit viel Gemüse und Kartoffeln, wenig Fleisch und ausreichend Flüssigkeit (siehe Tabelle, Seite 72).

Entgiftungssystem Lunge: Säuren abatmen Beim Gasaustausch in der Lunge wird Sauerstoff aufgenommen und Kohlendioxid an die Außenwelt abgegeben. Bei Menschen, die nicht tief genug oder zu hastig und oberflächlich atmen, kann es allerdings leicht passieren, dass sich zu viele Wasserstoffionen im Körper ansammeln und auch andere belastende Stoffe wie etwa Ammoniak vermehrt im Körper verbleiben.

So bleiben Sie in der Säure-Basen-Balance

- Die Schüßler-Salze unterstützen den Wechsel des Organismus vom sauren in den basischen Bereich. Das wichtigste Salz in diesem Zusammenhang ist Natrium phosphoricum (Nr. 9).
- Reichlich basische Kost essen (Gemüse, sonnengereiftes Obst, Kräuter, Gewürze, Blattsalate, selbstgemachte Gemüsebrühe und Kartoffeln).
- Sporteln und Bewegung: Mit dem Schweiß werden Schlackenstoffe und Säuren ausgeschieden.
- Atemübungen: Durch ruhiges, tiefes Ein- und Ausatmen werden Säuren ausgeschieden.
- Entspannungsverfahren sind wichtig, denn Stress ruft durch seine Spannungszustände sehr viele Säuren hervor. Gute Entspannungsmethoden sind z. B. autogenes Training, Meditation oder Yoga.

Übersicht: Säure-Basen-Tabelle

Welche Lebensmittel machen den Stoffwechsel sauer, welche basisch? Auf der nächsten Seite finden Sie eine Übersicht über die wichtigsten basen- und säurebildenden sowie neutralen Nahrungsmittel.

Basen- und säurebildende Nahrungsmittel.

Basenbildende oder neutrale Nahrungsmittel	Säurebildende Nahrungsmittel
Gemüse: Kartoffeln, Spinat, Karotten, Blumenkohl, Brokkoli, Gurken, Kohlrabi, Lauch, Sellerie, Kürbis, Zwiebeln, Pilze, Rotkraut, Auberginen, Tomaten, Zucchini	**Gemüse:** Gemüse aus Konserven Rosenkohl, Rhabarber
Blattsalate: Kopfsalat, Löwenzahn, Chicorée, Eisbergsalat, Feldsalat, Rucola	**Fleisch:** Innereien, Schweine- und Rindfleisch, Fleischbrühe
Kräuter und Gewürze: Petersilie, Schnittlauch, Brunnenkresse, Oregano, Thymian	**Wurst:** Cervelatwurst, Salami, Corned Beef, Schinken, Bierschinken
Hülsenfrüchte: Sojabohnen und Sojaprodukte (Tofu), frische Sprossen	**Hülsenfrüchte:** Erbsen, Linsen (schwach sauer)
Obst: Feigen, Rosinen, Äpfel, Birnen, Bananen, Aprikosen, Ananas, alle Beerenfrüchte	**Fisch und Meeresfrüchte:** Muscheln, Krabben, Garnelen, Forelle, Lachs, Rotbarsch, Sardinen in Öl
Nüsse und Samen: Mandeln, Sesam, Haselnüsse	**Nüsse:** Walnüsse, Erdnüsse
Milch und Milchprodukte, Eier: Molke, Kefir, Naturjoghurt	**Milch und Milchprodukte, Eier:** Eier, H-Milch, Quark, Mascarpone, Crème fraîche
Käse: Frischkäse	**Käse:** Schmelzkäse, Parmesan, Cheddar, Gouda, Butterkäse, Gorgonzola, Camembert
Getränke: stilles Wasser, Kräutertee, Gemüsesäfte	**Getränke:** Limonaden, Cola, Kaffee, Alkohol, Früchtetee
Pflanzliche Öle: z. B. Rapsöl, Olivenöl, Leinöl	**Tierische Fette:** Schweineschmalz

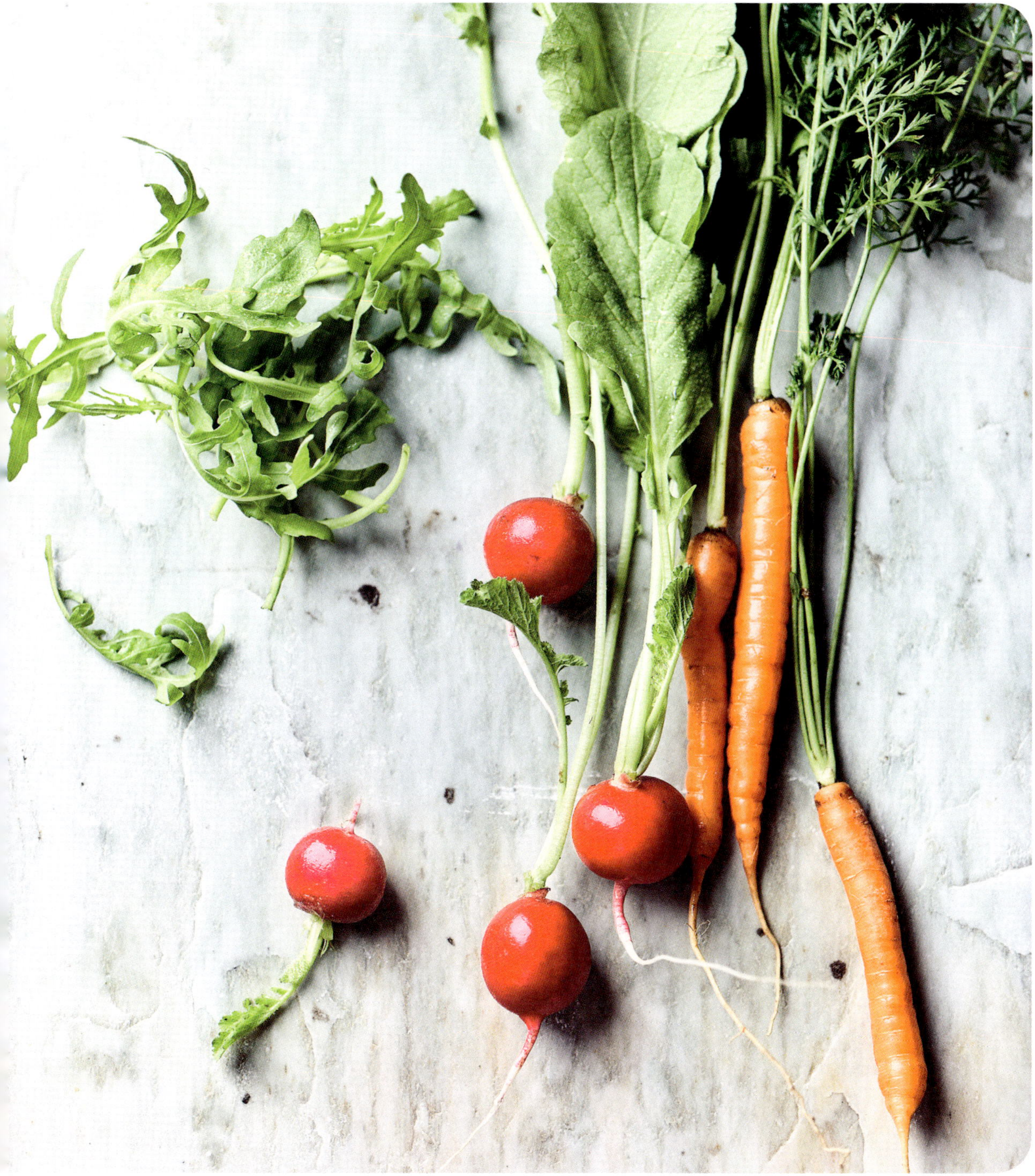

Der Darm als Entgiftungssystem

Täglich werden an den Darm enorme Anforderungen durch die Nahrungsaufnahme und die Abwehr von Mikroorganismen gestellt.

Eine gestörte Darmfunktion mit einer fehlbesiedelten Mikrobiota wird häufig ausgelöst durch hastiges Essen und denaturierte Lebensmittel (Weißmehl, Zucker, Mangel an Ballaststoffen). Auch eine länger bestehende Übersäuerung oder Antibiotikagaben können zu einer Schädigung der natürlichen Darmbarriere führen.

Das gilt auch für andere Medikamente wie Abführmittel, wenn zu oft eingenommen. Der Darm reagiert darauf mit Blähungen, Magendrücken, Verstopfung oder Durchfall.

Bei dauernden Beschwerden muss an eine Störung der Darmmikrobiota (Darmflora) gedacht werden. Auch ein Mangel an Verdauungssäften und Enzymen, z. B. von der Bauchspeicheldrüse, kann Blähungen und Völlegefühl verursachen. Mögliche Ursache: ein Mangel an Mineralsalzen. Die bei einseitiger Ernährung durch Gärung und Fäulnis im Darm entstehenden Stoffe gelangen über die Darmwand in den Organismus.

Wenn diese Prozesse zu lange andauern, belastet dies auch die Mineralspeicher. Die Salze fehlen dann bei anderen wichtigen Stoffwechselprozessen, etwa bei der Fettverdauung und Entgiftung.

Die Tabelle auf der rechten Seite gibt Ihnen eine Übersicht, mit welchen Mineralsalzen und weiteren Maßnahmen Sie die Entgiftungsprozesse in Ihrem Körper – auch die im Darm – unterstützen können.

So unterstützen Sie die Entgiftungssysteme des Körpers

Ausscheidungsorgan	Anregung mit Schüßler-Salz	Weitere Maßnahmen
Darm	Nr. 4 Kalium chloratum Nr. 5 Kalium phosphoricum Nr. 10 Natrium sulfuricum	Gesunde und basenreiche Ernährung, Ballaststoffe (binden Gifte), Reinigung: Bittersalztrunk; Einlauf mit Schüßler-Salzen, Heilfasten
Nieren	Nr. 8 Natrium chloratum Nr. 10 Natrium sulfuricum	Ausreichend trinken: reines, kohlensäurefreies Wasser, Stoffwechseltee
Leber/Galle	Nr. 6 Kalium sulfuricum	Leberentgiftungswickel, Stoffwechseltee
Haut + Schleimhaut	Nr. 4 Kalium chloratum Nr. 6 Kalium sulfuricum	Entsäuerungsbäder, Schwitzen beim Sport, Sauna, Kneipp-Anwendungen, Stoffwechseltee
Lymphe	Nr. 4 Kalium chloratum Nr. 11 Silicea	Massagen, Lymphdrainage
Lunge	Nr. 11 Silicea	Tiefes Einatmen und Ausatmen, Bewegung, Sporteln an der frischen Luft, Entsäuerungsbäder

Schüßler-Schlank-Wochenende

Ein Intensivwochenende ist der ideale Start für die Schüßler-Abnehmkur, um den Organismus auf die Mineralsalze einzustimmen. Ein solches Wochenende können Sie ruhig regelmäßig einplanen.

Der perfekte Start: ein Wochenende für Ihre Gesundheit. Beginnen Sie am Freitagnachmittag und stimmen Sie sich langsam auf zwei ruhige und erholsame Tage ein.

Die Entgiftung unterstützen

An diesem Wochenende versorgen Sie Ihren Stoffwechsel optimal mit den erforderlichen Mineralsalzen sowie mit einfachen, frischen Mahlzeiten. Bäder zur Entsäuerung und ein angenehmes Bewegungsprogramm machen Ihr Wochenende komplett.

Das benötigen Sie:

- Mineralsalz-Abnehmpaket
- frische, basenreiche Ernährung, reichlich trinken
- Bewegung, Sporteln
- Entsäuerungsbäder
- Darmreinigung, Leberwickel und Stoffwechseltee

Bewegung

Die einfachsten Maßnahmen sind oft die besten: Regelmäßige körperliche Bewegung und Sporteln ist gut für Körper, Geist und Seele. Nicht nur, dass Training Fett verbrennt, Muskeln aufbaut und die Knochen stark macht; Bewegung baut auch Stress ab, hat einen ausgleichenden Effekt auf das Hormonsystem und sorgt für allgemeines Wohlbefinden. Sie ist auch wichtig, damit belastende und unerwünschte Stoffe schneller ausgeschieden und Säuren abgeatmet werden können. Im Idealfall regt Bewegung sogar die Ausschüttung von Endorphinen (»Glückshormonen«) an. Diese Substanzen machen zufriedener und harmonisieren die Psyche. Suchen Sie sich eine unkomplizierte Bewegungsform, die Ihnen Spaß macht und die einfach zu praktizieren ist (Laufen, Walken, Fahrradfahren, Gymnastik). Ideal ist dreimal pro Woche oder am besten täglich eine halbe Stunde an der frischen Luft, beispielsweise zum Fahrradfahren, Walken, Joggen oder Schwimmen.

Nutzen Sie außerdem im Alltag jede Möglichkeit zur Bewegung, z. B. Treppensteigen statt Fahrstuhl. Lassen Sie Ihr Auto stehen und gehen Sie auch mal zu Fuß oder fahren Sie mit dem Fahrrad zur Arbeit.

Entsäuerungsbäder

Um die Entschlackung und Entsäuerung über die Haut zu unterstützen, ist ein- bis zweimal wöchentlich ein Bad mit Schüßler-Salzen empfehlenswert. Gut geeignet sind die drei »Entgiftungssalze« Nr. 6 Kalium sulfuricum, Nr. 9 Natrium phosphoricum sowie Nr. 10 Natrium sulfuricum. Insbesondere Kalium sulfuricum verfügt über eine starke Beziehung zur Haut.

Anwendung Entsäuerungsbad

- Lösen Sie 20 Tabletten von jedem Salz im einlaufenden warmen Wasser auf. Jetzt entspannen Sie sich in der Badewanne und atmen Sie den feinen Wasserdampf tief ein und aus. Der Dampf ist angereichert mit feinsten Salzionen, die Ihre Lungen reinigen. In der gelösten Form nehmen Lungen und Haut die Salze besonders gut auf.

- Während des Badens können Sie die Haut sanft abreiben – so lassen sich die anfallenden Schlacken noch besser entfernen.
- Das Wasser kann so warm sein, wie Sie persönlich es gut vertragen. Badedauer: 15 bis 20 Minuten. Nehmen Sie sich danach noch Zeit zum Nachruhen.
- Hinweis: Leiden Sie unter Herz-Kreislauf-Erkrankungen oder haben Sie ein sensibles Herz-Kreislauf-System, sollten Sie vorher mit Ihrem Arzt oder Heilpraktiker sprechen.

Liegen keine Herz-Kreislauf-Erkrankungen vor, ist ein wöchentlicher Saunabesuch zu empfehlen. Ideal ist die Einnahme von Schüßler-Salzen eine Stunde vor und eine Stunde nach der Sauna.

Leberentgiftungswickel

Gönnen Sie Ihrer Leber jeden 2. oder 3. Tag bzw. während des Intensivwochenendes täglich einen feuchtheißen Leberwickel, der die Stoffwechselfunktion und die Entgiftung zusätzlich unterstützt.

Anwendung Entgiftungswickel

- Lösen Sie 20 Tabletten des Mineralsalzes Nr. 6 Kalium sulfuricum in ¼ Liter heißem Wasser auf.
- Tauchen Sie in diese Ionenlösung ein Tuch oder einen Waschlappen. Gut andrücken und es so warm wie möglich auf die Leber (im Rippenbogen rechter Oberbauch) legen.
- Darüber kommt ein Handtuch und anschließend eine Wärmflasche. Der Entgiftungswickel kann so lange liegen bleiben, bis er abgekühlt ist. Ideale Uhrzeit: am Wochenende nach dem Mittagessen oder abends im Bett.

Stoffwechseltee

30 g Löwenzahn • 20 g Brennnesselblätter • 20 g Birkenblätter • 20 g Ackerschachtelhalm • 10 g Holunderblüten

- Zutaten mischen. Ein Teelöffel Kräutermischung mit einer Tasse kochendem Wasser übergießen, zehn Minuten ziehen lassen und abseihen.

- Dieser Tee beeinflusst den Säure-Basen-Haushalt positiv. Löwenzahn und Brennnessel wirken stoffwechselanregend und blutreinigend, Holunderblüten besitzen basische Eigenschaften. Birkenblätter fördern die Ausscheidung

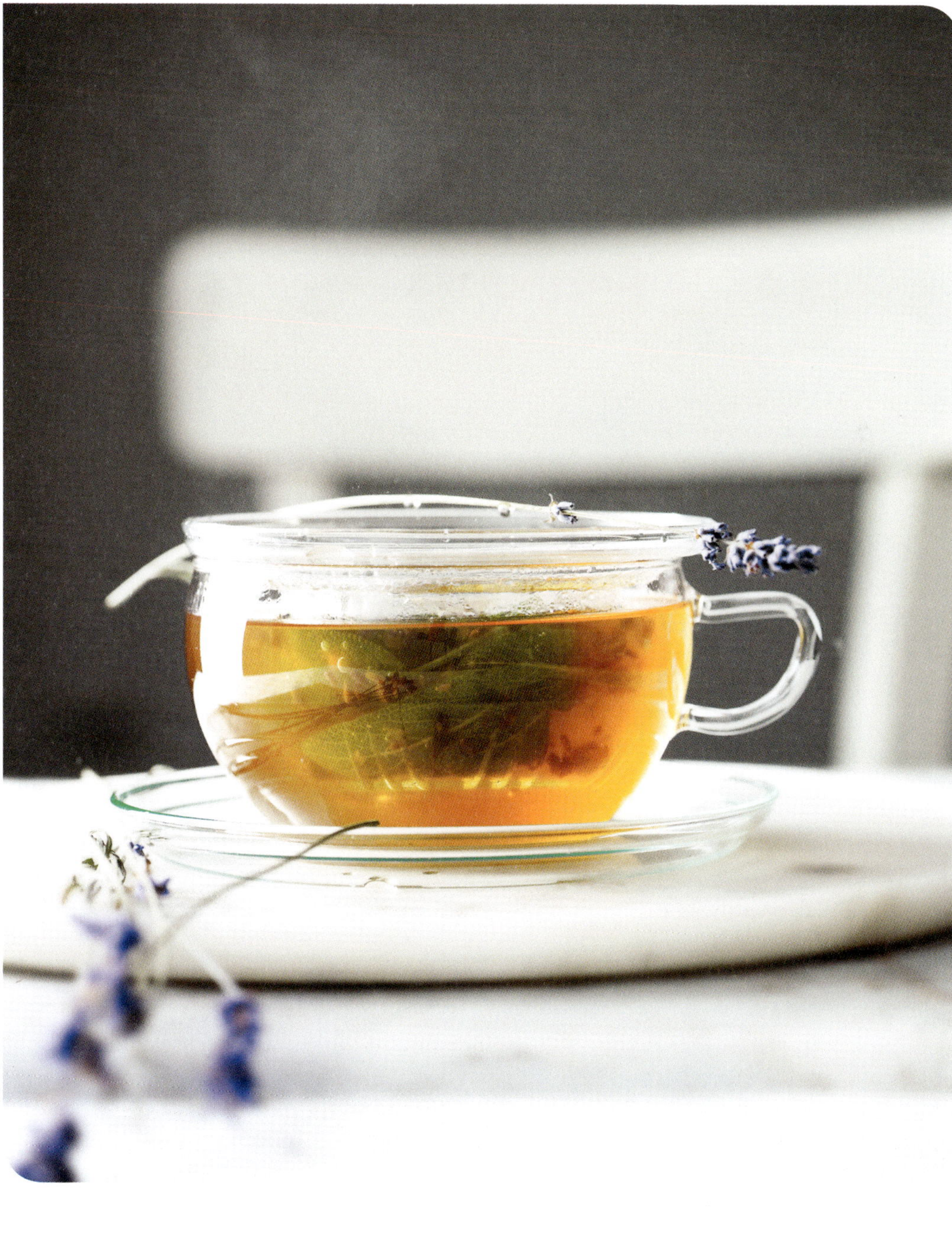

Die entspannte Wochenend-Kur

Idealerweise starten Sie Ihr Schüßler-Schlank-Wochenende am Freitagnachmittag und genießen es bis zum Sonntagabend. Gehen Sie an diesem Wochenende am besten keine anderen Verpflichtungen ein

Freitag

Wann	Was	Wie
16:00	Einkauf auf dem Wochenmarkt, Schüßler-Salze in der Apotheke besorgen	Frisches Gemüse für Abendsuppe auswählen, siehe Einkaufsliste (Seite 83).
18:00	Mineralsalz-Abnehmpaket (Seite 60)	Salze Nr. 4, 6, 8, 9 und 10 in abgekochtem heißem Wasser auflösen und langsam trinken (plus 1 individuell ausgesuchtes Salz nach Bedarf).
18:30	Basensuppe (Seite 96) kochen	Gemüse reinigen und klein schneiden.
19:00	Abendessen	1–2 Teller Basensuppe langsam essen.
20:00	Stoffwechseltee (Seite 78), Bittersalztrunk vorbereiten	Ein Kännchen mit Kräutertee zubereiten. 1 TL Bittersalz in einem Glas mit 50 ml Wasser ansetzen und abgedeckt bis zum nächsten Morgen stehen lassen (nimmt den bitteren Geschmack).
20:30	Entspannung	Stimmen Sie sich beim Teetrinken mental auf das Wochenende ein.
21:30	Frische Luft tanken	Bei einem kleinen Spaziergang oder am weit geöffneten Fenster die Abendluft tief ein- und ausatmen.

Wann	Was	Wie
22:00	Früh schlafen gehen	Gönnen Sie sich genügend Ruhephasen und Erholung. Im Schlaf entgiftet und entspannt der Körper.

Samstag

Wann	Was	Wie
8:00	Darmreinigung	Bittersalztrunk mit warmem Wasser auffüllen (bis ¼ Liter) und mit einem Spritzer frischer Zitrone zügig trinken.
8:15	Entspannung, Atmung	Jetzt können Sie sich noch einmal ins Bett legen, dabei das Fenster öffnen, tief durchatmen, später warm duschen, mit Abschluss kalt.
8:45	Mineralsalz-Abnehmpaket	Salze in abgekochtem heißem Wasser auflösen und langsam trinken.
9:15	Frühstück	200 g klein geschnittenes Obst der Saison mit 1 Becher probiotischem Naturjoghurt (Seite 92)
10:30	Kleiner Spaziergang zum Markt, einkaufen	Einkaufsliste mitnehmen, frisches Obst und Gemüse auswählen; wieder zu Hause angekommen reines, kohlensäurefreies Wasser trinken.
11:30	Mineralsalz-Abnehmpaket	Salze in abgekochtem heißem Wasser auflösen und langsam trinken.
12:00	Mittagessen	Rezept griechischer Bauernsalat (Seite 99)
13:00	Leberwickel mit Schüßler-Salz	Leberwickel mit Mineralsalz Nr. 6 (Seite 28) auflegen, 1 Stunde ruhen.
14:30	Mineralsalz-Abnehmpaket	Salze in abgekochtem heißem Wasser auflösen und langsam trinken.
15:00	Bewegung und Entgiftung, reichlich Flüssigkeit trinken	Ideal ist z. B. Schwimmen plus Sauna. Reichlich Wasser trinken, etwas frisches Obst essen. Vorher und nachher das Abnehmpaket einnehmen.
17:30	Mineralsalz-Abnehmpaket	Salze in abgekochtem heißem Wasser auflösen und langsam trinken.
18:30	Abendessen	Vollkornbrot mit vegetarischem Aufstrich (Seite 90) oder Pellkartoffeln mit Kräuterquark und Salat (Seite 93)

Wann	Was	Wie
19:30	Stoffwechseltee, Bittersalztrunk vorbereiten	Ein Kännchen mit Kräutertee zubereiten. 1 TL Bittersalz in einem Glas mit ca. 50 ml Wasser ansetzen und abgedeckt bis zum nächsten Morgen stehen lassen.

Sonntag

Wann	Was	Wie
8:00	Darmreinigung	Bittersalztrunk mit warmem Wasser auffüllen (bis ¼ Liter) und mit einem Spritzer frischer Zitrone zügig trinken.
8:15	Entspannung, Atmung	Jetzt können Sie sich noch einmal ins Bett legen, dabei das Fenster öffnen, tief durchatmen, später warm duschen, mit Abschluss kalt.
8:45	Mineralsalz-Abnehmpaket	Salze in abgekochtem heißem Wasser auflösen und langsam trinken.
9:15	Frühstück	200 g klein geschnittenes Obst der Saison mit 1 Becher Naturjoghurt oder Brot mit vegetarischem Aufstrich (Seite 90)
10:00	Stoffwechseltee	Bereiten Sie sich eine Tasse frischen Tee.
10:30	Bewegung an der frischen Luft	Schwingen Sie sich auf Ihr Fahrrad und genießen Sie die frische Luft.
11:30	Mineralsalz-Abnehmpaket	Salze in abgekochtem heißem Wasser auflösen und langsam trinken.
12:00	Mittagessen	Rezept Spaghetti mit Rucola und Kirschtomaten (Seite 98)
13:00	Leberwickel mit Schüßler-Salz	Leberwickel mit Salz Nr. 6 (Seite 28)
14:00	Bewegung	1 Stunde Spazierengehen oder Walken.
15:00	Entsäuerungsbad (Seite 77)	Bad mit Salz Nr. 9 Natrium phosphoricum, danach ausruhen.
16:00	Kleine Mahlzeit	Nach Wunsch ¼ Liter Gemüsebrühe (Seite 97) oder frisches Obst

Wann	Was	Wie
18:00	Mineralsalz-Abnehmpaket	Salze in abgekochtem heißem Wasser auflösen und langsam trinken.
18:30	Basensuppe kochen (Seite 96)	Gemüse klein schneiden, Suppe mit Kräutern würzen.
19:00	Abendessen	Basensuppe langsam essen.

Einkaufsliste für das Wochenende

Gut geplant können Sie Ihre kurze Schüßler-Salz-Kur ganz entspannt genießen! Das Mineralsalzpaket sowie folgende Nahrungsmittel (abgestimmt auf die Rezepte in der Wochenendübersicht) sollten Sie für das Schüßler-Schlank-Wochenende zu Hause haben:

- Schüßler-Salze aus der Apotheke. Zum Mineralsalzpaket gehören: Salz Nr. 4 Kalium chloratum, Nr. 6 Kalium sulfuricum, Nr. 8 Natrium chloratum, Nr. 9 Natrium phosphoricum und Nr. 10 Natrium sulfuricum. Zusätzlich ggf. ein weiteres Salz individuell nach Ihrer Wahl (Seite 63).
- Stoffwechseltee: 30 g Löwenzahn, 20 g Brennnesselblätter, 20 g Birkenblätter, 20 g Ackerschachtelhalm und 10 g Holunderblüten oder fertige Teemischung (Kräuterladen, Reformhaus)
- Bittersalz (Magnesiumsulfat) aus der Apotheke
- Frisches Gemüse der Saison: 1 Bund Rucola, Knoblauch, Zwiebeln, Blattsalat, Salatgurke, Fleischtomate, Paprika, Kohlrabi, Kartoffeln, Zuckerschoten, Zitrone
- Kräuter nach Belieben: Schnittlauch, Dill, Petersilie, Kresse, Thymian
- Frische Früchte der Saison
- Probiotischer Naturjoghurt, Magerquark, saure Sahne, Tofu, Feta
- Olivenöl, Rapsöl
- Vollkornspaghetti
- Vollkornbrot
- Naturreis
- Weizenkeime (nach Belieben)
- Meersalz, Pfeffer, Oregano, Paprika, Muskat, Zimt, Gemüsebrühe, Gewürzgurken, Sojasauce (nach Belieben)

Tipp

Die Schüßler-Salze werden in verschiedenen Packungsgrößen und von verschiedenen Herstellern angeboten. Eine kleinere Packung mit 80 oder 100 Tabletten eines Salzes kostet etwa 4,00 Euro. Die Gesamtinvestition für das Basispaket liegt also etwa bei 20 Euro.

Schüßler-Schlank-Woche

Noch intensiver profitiert Ihr Stoffwechsel, wenn Sie die Abnehmkur gleich für eine ganze Woche wählen. Der Wochenplan kann idealerweise nahtlos auf das Schüßler-Schlank-Wochenende folgen. Und natürlich muss die Schüßler-Schlank-Woche (Montag bis Freitag) nicht nach fünf Tagen beendet werden, sondern kann auch länger fortgesetzt werden.

Mahlzeiten und Getränke

Mittagessen und Abendessen. Die Rezepte können Sie frei auswählen bzw. austauschen. Allerdings sollte es in der Schüßler-Schlank-Woche maximal jeweils einmal Fisch oder Fleisch geben.

Zwischenmahlzeit. Drei Mahlzeiten pro Tag sind ideal. Für Körper und Stoffwechsel ist es sinnvoll, zwischen diesen Mahlzeiten ausreichend lange Esspausen einzulegen. Das entlastet die Verdauungsorgane und die Bauchspeicheldrüse, wie bereits an anderer Stelle angesprochen (Seite 57).

Vielen Menschen hilft hin und wieder aber eine kleine Zwischenmahlzeit gegen das Tief am Vormittag oder Nachmittag. Dazu eignen sich frisches Obst oder Obstsalat, einige getrocknete Aprikosen, Mangos oder Apfelringe, ein Drink oder eben selbstgemachte Gemüsebrühe (Seite 97), die sich mit ein paar fein geschnittenen Gemüsestreifen oder Frühlingszwiebeln variieren lässt. Alternative für zwischendurch ist auch eine basische Misosuppe.

Getränke. Wasser, Entsäuerungstee, ungesüßter Kräutertee und die selbst gemachte Gemüsebrühe können Sie unbegrenzt zu sich nehmen.

Dosierung der Salze

Nehmen Sie von den Salzen Nr. 4, 6, 8, 9 und 10 dreimal täglich je eine Tablette eine halbe Stunde vor oder eine Stunde nach dem Essen, am besten aufgelöst in einem Glas mit abgekochtem, warmem Wasser. Zusätzlich können Sie bei Bedarf ein weiteres Salz auswählen (siehe Mineralsalz-Abnehmpaket, Seite 60)

Ihr Wochenplan

Übersicht der Schüßler-Schlank-Woche

Tag	Frühstück	Mittagessen	Abendessen	Zwischenmahlzeit
Montag	Buchweizen mit Früchten (Seite 88)	Ratatouille (Seite 88)	Orangen-Möhren-Suppe (Seite 89)	Soja-Kirsch-Mix (Seite 89)
Dienstag	Süße oder salzige Brotzeit (Seite 90)	Basensuppe mit Blumenkohl (Seite 91)	Lauwarmer Gemüse-Reis-Salat (Seite 91)	Beerencocktail (Seite 92)
Mittwoch	Frisches Obst mit Joghurt (Seite 92)	Seelachs auf Gemüsebett (Seite 93)	Kartoffeln mit Kräuterquark und Salat (Seite 93)	Buttermilch-Sanddorn-Mix (Seite 94)
Donnerstag	Nuss-Müsli (Seite 94)	Zucchinipuffer mit Salat (Seite 94)	Scharfe Kohlsuppe (Seite 95)	Rote-Bete-Saft (Seite 95)
Freitag	süßer Aufstrich (Seite 95)	Bircher-Kartoffeln vom Blech (Seite 96)	Basensuppe (Seite 96)	Misosuppe (Seite 97)

Die Rezepte können Sie nach Wunsch auch austauschen!

Was noch dazugehört:

- 1 bis 2 Entsäuerungsbäder, Leberentgiftungswickel nach Bedarf, am besten abends
- Stoffwechseltee täglich
- Jeden Tag Bewegung

Orientieren Sie sich bei der Schüßler-Schlank-Woche am Ablauf des Schüßler-Schlank-Wochenendes und seinen Elementen Entgiftung, Bewegung und Entsäuerung (Seite 76).

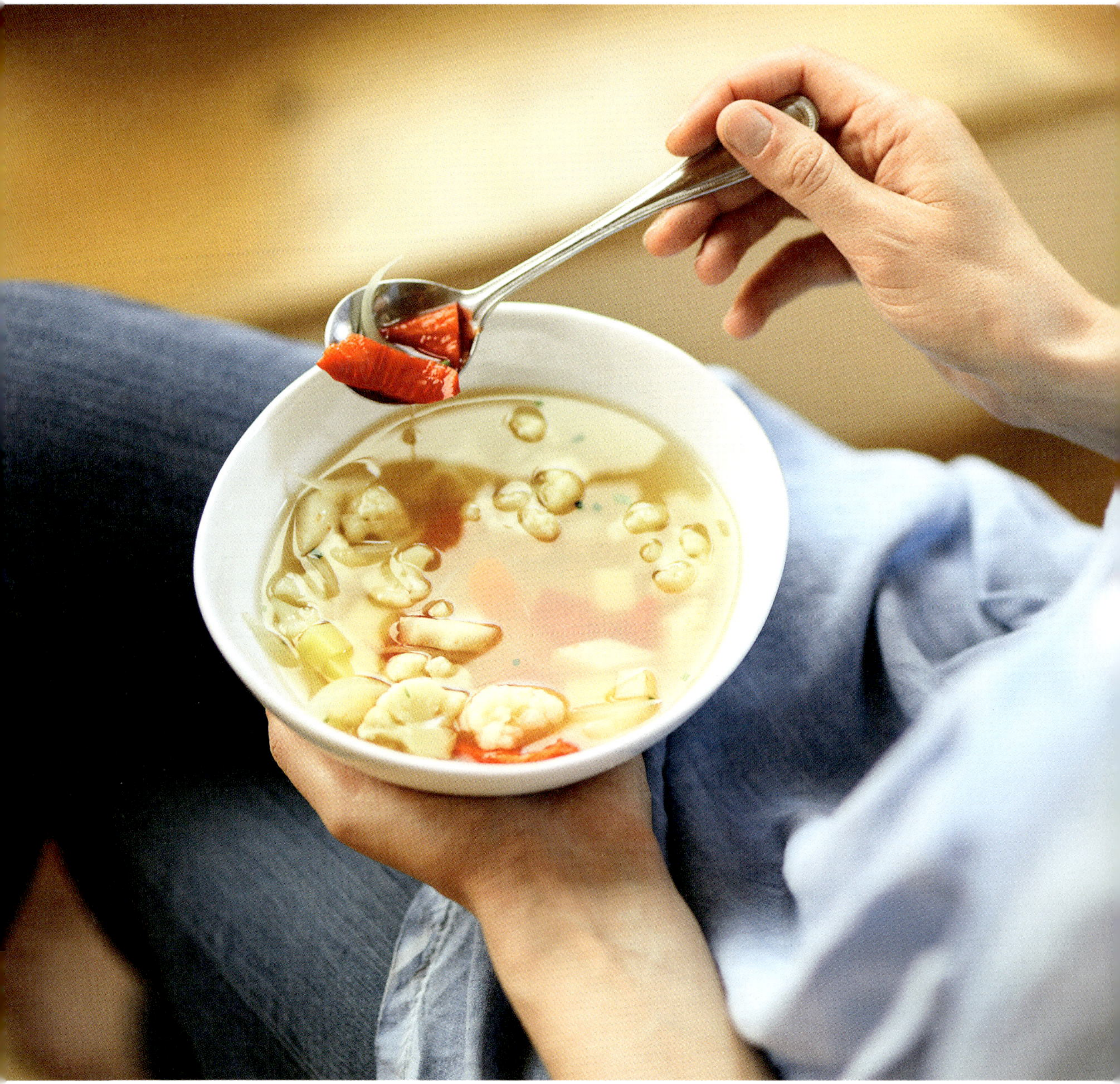

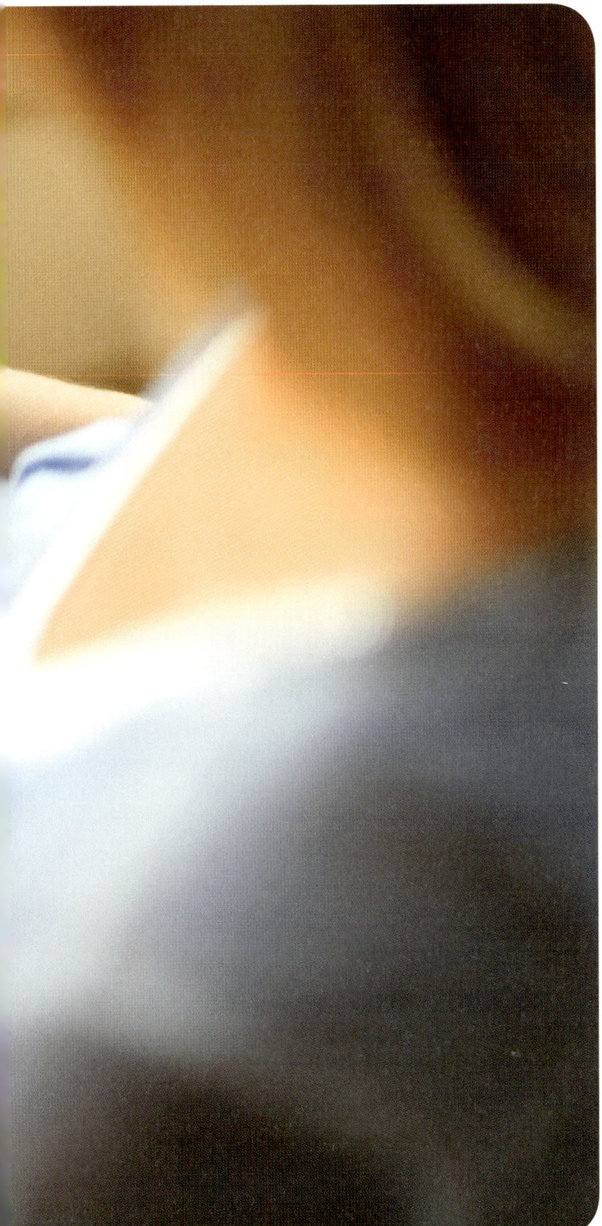

Rezepte

Klassische Basensuppe, warmer Gemüse-Reis-Salat und frisches Obst mit Joghurt – was haben diese Rezepte gemeinsam? Sie sind leicht, entlasten den Stoffwechsel und liegen im Basenplus. Das hilft, den Säure-Basen-Haushalt auszugleichen und sich rundherum wohlzufühlen. Kalorienzählen ist bei diesen leckeren Gerichten überflüssig. Alle Rezepte sind für eine Person berechnet.

Montag

Frühstück: Buchweizen mit Früchten

2 EL Buchweizen • Wasser • 150–200 g reife Früchte der Saison • 3 EL Dickmilch

- Buchweizen am Vorabend in 125 ml Wasser einweichen.

- Am nächsten Morgen den Buchweizen mit dem Einweichwasser kurz aufkochen. Etwas abkühlen lassen. Früchte klein schneiden, mit der Dickmilch und dem Buchweizen mischen.

Montag

Mittagessen: Ratatouille

1 Zucchini • je ½ gelbe und rote Paprikaschote • 1 Zwiebel • 2 TL Olivenöl • 1 Knoblauchzehe • 1 kleine Aubergine • 150 g Tomaten (aus der Dose) • Oregano, Petersilie, Meersalz, Pfeffer • Brot

- Zucchini und Paprika in Würfel schneiden, Zwiebel abziehen, fein hacken.

- Öl erhitzen, Zwiebelwürfel anschwitzen, Zucchini, Paprika und Knoblauch dazugeben und 3 Minuten dünsten.

- Aubergine in Stücke schneiden, mit Tomaten, Kräutern und Gewürzen in den Topf geben.

- Aufkochen und im geschlossenen Topf in 15 Minuten gar kochen. Zum Ratatouille ein kleines Stück Brot essen.

Montag

Abendessen: Orangen-Möhren-Suppe

2 Möhren • 1 kleine Zwiebel • 1 EL Öl • 300 ml Gemüsebrühe • 2 unbehandelte Orangen (Saft und Schale) • Thymian, 1 Prise Salz, weißer Pfeffer • 1 TL saure Sahne, Muskatnuss

- Möhren in Scheiben schneiden. Zwiebel abziehen, grob hacken und mit den Möhren im Öl glasig dünsten.

- Brühe und Orangensaft dazugeben, aufkochen, mit Thymian und Gewürzen abschmecken und 10–15 Minuten bei schwacher Hitze garen.

- Im Mixer pürieren. Mit saurer Sahne, Muskatnuss und abgeriebener Orangenschale dekorieren.

Montag

Zwischenmahlzeit: Soja-Kirsch-Mix

200 ml Sojamilch • 100 ml Kirschsaft

- 200 ml Sojamilch mit 100 ml Kirschsaft in einem Becher mit einem Stabmixer aufschäumen. Eventuell mit einer Prise Bourbon-Vanille verfeinern.

Dienstag

Frühstück: süße oder salzige Brotzeit

1 Scheibe Vollkornbrot (Dinkel oder Roggen) • wenig Butter • 1 Scheibe Käse • Gurkenscheiben

Variante mit Kräuterfrischkäse, mit Tomaten und Schnittlauch; Pumpernickel oder Vollkornknäcke mit Kresse, mit Sprossen; Brot mit Meerrettich, Senf oder Tomatenmark bestreichen statt Butter

Dienstag

Vegetarischer Brotaufstrich

100g Bio-Tofu • 2 EL Joghurt • 1 EL Essig • Meersalz, Pfeffer, Paprikapulver • Sojasauce • 1 kleine Zwiebel • 1 kleine Knoblauchzehe • ¼ rote Paprikaschote • 1 kleine Gewürzgurke • ¼ Apfel • Petersilie

- Tofu zerdrücken, mit Joghurt, Essig und Gewürzen verrühren. Mit einem Spritzer Sojasauce abschmecken.
- Zwiebel und Knoblauch fein hacken. Paprika, Gurke und Apfel in kleine Würfel schneiden und alles unter den Tofu heben.
- Mit Petersilie bestreuen. Reste im Kühlschrank für den nächsten Tag aufheben.

Dienstag

Mittagessen: Basensuppe mit Blumenkohl

½ kleiner Blumenkohl • 3 mittelgroße Biokartoffeln • ½ l Gemüsebrühe • 1 EL saure Sahne • Meersalz, Muskatnuss • 1 Spritzer Zitronensaft • frische Kräuter, z. B. Thymian, Kerbel

- Blumenkohl in Röschen zerteilen, Kartoffeln schälen und würfeln.
- Alles in einen Topf geben, mit Gemüsebrühe auffüllen und garen. Gemüse mit dem Mixstab pürieren.
- Saure Sahne unterziehen und mit Salz, Muskatnuss und Zitronensaft abschmecken. Kräuter darüberstreuen.

Dienstag

Abendessen: lauwarmer Gemüse-Reis-Salat

1 Schalotte • 50 g Parboiled Naturreis • 2 TL Rapsöl • ¼ l Gemüsebrühe (Basenbrühe oder Instant) • 50 g Zuckerschoten • 1 Kohlrabi • 1 rote Paprika • Salz, weißer Pfeffer • Zitronensaft • Leinöl • 1 EL Sonnenblumenkerne

- Schalotte klein schneiden und mit dem Reis im heißen Öl andünsten, bis der Reis glasig wird. Mit der Gemüsebrühe aufgießen und nach Packungsanweisung fertig garen. Danach in eine Salatschüssel geben. Zuckerschoten waschen, putzen und schräg klein schneiden. In wenig Salzwasser etwa 2 Minuten garen. Kohlrabi putzen, schälen, in feine Streifen schneiden und in etwas Wasser 2–3 Minuten garen. Paprika waschen und würfeln.
- Das Gemüse zum gegarten Reis geben und vermischen. Mit Salz, Pfeffer, etwas Zitronensaft und Öl abschmecken. Den Salat kurz ziehen lassen.
- Sonnenblumenkerne ohne Fett in einer kleinen Pfanne kurz rösten und auf den Salat streuen.

Dienstag

Zwischenmahlzeit: Beeren-Cocktail

125 g TK-Beeren • 150 ml fettarmer Milch • 1 TL Zitronensaft • 1 TL Agavendicksaft

- Alle Zutaten mit dem Stabmixer pürieren.

Mittwoch

Frühstück: frisches Obst mit Joghurt

Frisches, sonnengereiftes Obst der Saison • 1 Becher probiotischer Joghurt • 1 EL Weizenkeime

- Das frische Obst unter fließendem Wasser reinigen, evtl. noch schälen und klein schneiden.

- Den probiotischen Joghurt in eine Frühstücksschale füllen und das zerkleinerte Obst vorsichtig unterheben. Weizenkeime darüberstreuen.

Mittwoch

Mittagessen: Seelachs auf Gemüsebett

150 g Seelachsfilet • 1 kleiner Kohlrabi • 1 kleine Fenchelknolle • 2 Frühlingszwiebeln • 4 Kirschtomaten • 1 EL Sonnenblumenöl • 1 EL Sojasauce • Meersalz, Pfeffer • Zitronensaft

- Fenchel putzen, waschen und klein schneiden. Kohlrabi schälen und klein schneiden. Beides kurz blanchieren.

- Frühlingszwiebeln waschen, putzen, klein schneiden. Tomaten waschen und kreuzweise einschneiden.

- Aus Öl, Zitronensaft, Sojasauce, Salz und Pfeffer eine Marinade rühren. Über das Gemüse geben und 30 Minuten ziehen lassen.

- Drei Viertel des Gemüses auf ein Stück Backpapier geben. Fischfilet abspülen, salzen und pfeffern und auf das Gemüse legen. Einige Spritzer Zitronensaft und das restliche Gemüse darüber geben. Päckchen gut verschließen und auf dem Backblech im Ofen bei 180 °C etwa 15 Minuten garen.

Mittwoch

Abendessen: Kartoffeln mit Kräuterquark

3 mittelgroße Biokartoffeln • Meersalz • 125 g Magerquark • 1 EL Mineralwasser • 1 TL Zitronensaft • 1 Gewürzgurke • 1 Zwiebel • Schnittlauch, Dill, Petersilie, Kresse, Pfeffer, Paprikapulver

- Kartoffeln bürsten und mit der Schale in Salzwasser weich kochen. Quark mit Mineralwasser und Zitronensaft und glattrühren.

- Gewürzgurke, Zwiebel und Kräuter fein hacken und alles unter den Quark mischen. Mit den Gewürzen abschmecken. Dazu passt ein frischer Blattsalat nach Saison mit einem Dressing aus Olivenöl und Zitronensaft.

Mittwoch

Zwischenmahlzeit: Buttermilch-Mix

200 ml Buttermilch • 2 TL Sanddorn-Elixier

- Zutaten gründlich vermischen.

Donnerstag

Frühstück: Nuss-Müsli

3 EL Dinkelflocken • 1 Handvoll frisches Obst • 1 EL gehackte Haselnüsse • 1 TL Rosinen • 100 ml Milch (Kefir oder Buttermilch) • 1 Spritzer Zitrone

- Obst waschen und klein schneiden. Mit den übrigen Zutaten vermischen und mit einem Spritzer Zitrone abschmecken.

Donnerstag

Mittagessen: Zucchinipuffer mit Salat

150 g Zucchini • 2 kleine Kartoffeln • 1 Knoblauchzehe • ½ Bund Petersilie • 1 kleines Ei • 1 EL Vollkornmehl • Meersalz, Pfeffer • 1 EL Sonnenblumenöl

- Zucchini waschen, putzen und grob raspeln. Kartoffeln schälen, waschen und fein raspeln. Petersilie abbrausen und fein hacken. Knoblauch abziehen und sehr fein hacken.

- Alles zusammen mit dem Ei und Mehl mischen, salzen und pfeffern. Kleine Puffer formen und im Öl knusprig braten. Dazu passt ein Salat nach Saison mit einem Dressing aus Olivenöl und Zitronensaft.

Donnerstag

Abendessen: scharfe Kohlsuppe

1 Stück Weißkohl (etwa 300 g) • 1 Stück Sellerie und Lauch • 1 kleine Pastinake • 1 Zwiebel • 1 Knoblauchzehe • 1 EL Olivenöl • Gemüsebrühe • Lorbeerblatt • 1 TL Kümmel • Salz, Pfeffer, Tabasco • 1 Spritzer helle Sojasauce • einige Stängel glatte Petersilie

- Weißkohl putzen, waschen und raspeln. Sellerie und Lauch waschen und putzen. Pastinake schälen und waschen. Zwiebel und Knoblauch abziehen. Alles fein schneiden.

- Zwiebeln und Knoblauch im Öl andünsten. Gemüse, Lorbeerblatt und Kümmel dazugeben. Mit Gemüsebrühe auffüllen und etwa 15 bis 20 Minuten köcheln lassen.

- Mit Tabasco, Sojasauce, Salz und Pfeffer abschmecken. Mit der gehackten Petersilie bestreuen.

Donnerstag

Zwischenmahlzeit: Rote-Bete-Saft

100 ml Rote-Bete-Saft • 100 ml Apfelsaft mischen

- Gut mischen und mit etwas Mineralwasser auffüllen.

Freitag

Frühstück: süßer Aufstrich

1 Scheibe Vollkornbrot • 2 EL Magerquark • ½ Apfel • Zimt • 1 TL geriebene Mandeln

- Vollkornbrot mit Magerquark bestreichen. Apfel reiben und Apfelraspel auf das Quarkbrot geben.

- Mit Zimt und Mandeln bestreuen.

Freitag

Mittagessen: Bircher-Kartoffeln vom Blech

200 g kleine neue Kartoffeln • 2 EL Olivenöl • 1 EL Kümmel • 1 EL Estragon • Kräutersalz

- Kartoffeln waschen und bürsten. Der Länge nach halbieren.
- Backblech mit 1 EL Öl bepinseln, Backofen auf 180 °C vorheizen.
- Kümmel, Estragon und Kräutersalz mischen und die Schnittfläche der Kartoffeln mit ⅔ der Mischung bestreuen. Kartoffeln mit der Schnittfläche nach unten auf das Blech legen. Kartoffelschale mehrmals mit einem Messer einschneiden, mit dem restlichen Öl und der Kräutermischung bestreichen.
- Im Ofen etwa 30 bis 40 Minuten garen.
- Mit Basengemüse oder einem frischen Salat servieren.

Freitag

Basensuppe

Etwa 400 g frisches Gemüse der Saison (gemischt nach den Ampelfarben, z. B. Möhren, Zucchini, rote Paprika) • 1 Zwiebel • 1 EL Olivenöl • ½ l Gemüsebrühe • frische Kräuter • 1 Prise Meersalz • Pfeffer, Paprika

- Gemüse waschen, putzen und in kleine Würfel schneiden. Zwiebel abziehen und fein würfeln.
- Öl in einem Topf erhitzen und die Zwiebel andünsten. Das Gemüse dazugeben und mit der Brühe aufgießen.
- Zugedeckt köcheln lassen, bis das Gemüse gar ist. Mit Kräutern, Meersalz, Pfeffer und Paprika abschmecken.

Freitag

Zwischenmahlzeit: Misosuppe

1 EL helle Misopaste (Bioladen) • 200 ml warme Gemüsebrühe

- Paste in die Brühe einrühren, mit frischen Kräutern bestreuen.

Weitere Rezepte

Gemüsebrühe nach F.X. Mayr

500 g Wurzelgemüse der Saison (Kartoffeln, Möhren, Petersilienwurzel, Sellerie, Kohlrabi) • 1 Stange Lauch • frische Kräuter nach Belieben (z. B. Thymian) • 1 Lorbeerblatt • Muskatnuss, einige Tropfen Leinöl

- Das Wurzelgemüse mit einer Bürste unter fließendem Wasser reinigen, evtl. schälen und sehr klein schneiden. Den Lauch längs aufschneiden, waschen und in feine Ringe schneiden.

- Gemüse sowie Kräuter und Lorbeerblatt in einen Topf mit 2 Liter kaltem Wasser geben, einmal aufkochen lassen und 30 Minuten mehr ziehen als kochen lassen.

- Anschließend die Brühe durch ein Sieb gießen, mit frisch geriebener Muskatnuss würzen und einige Tropfen Leinöl hinzugeben.

Gemüsesticks mit Dip

½ rote Paprika • 1 Möhre • ½ Chicorée • 1 Stück Bio-Gurke und Kohlrabi und weiteres Gemüse nach Saison • 100 g Hüttenkäse • 3 EL Joghurt • Kresse, Kräutersalz und Pfeffer

- Gemüse putzen, waschen und in Streifen oder Stifte schneiden.

- Hüttenkäse mit Joghurt mischen, mit Salz und Pfeffer abschmecken, mit Kresse bestreuen.

Spaghetti mit Rucola und Kirschtomaten

100 g Vollkornspaghetti • Meersalz • 1 Bund Rucola • 4 Kirschtomaten • 1 Schalotte • 1 Knoblauchzehe • 2 TL Olivenöl • ½ rote Peperoni • Meersalz, Pfeffer, Oregano

- Die Spaghetti in leicht gesalzenem Wasser nach Packungsanleitung al dente kochen.

- Rucola waschen und grob hacken. Tomaten waschen und halbieren. Schalotte und Knoblauch abziehen und fein hacken.

- Beides mit der Peperoni in dem erhitzten Öl kurz anbraten, Tomaten und Oregano dazugeben, Rucola unterheben, mit Salz und Pfeffer abschmecken und über die Spaghetti geben.

Griechischer Bauernsalat mit Feta

75 g Blattsalat • ¼ Salatgurke • 1 Fleischtomate • ½ grüne Paprikaschote • 50 g Feta • 1 Zwiebel • 2 TL Olivenöl, Essig • 1 EL Zitronensaft • fein gehackte Petersilie • fein gehackter Oregano • 1 Prise Meersalz, Pfeffer.

- Salat in mundgerechte Blätter zupfen, Salatgurke, Tomate, Paprika und Feta würfeln, Zwiebel in feine Ringe schneiden und in eine Schüssel geben.
- Aus Öl, Essig, Zitronensaft, Kräutern und Gewürzen ein Dressing rühren und mit Blattsalat, Gurken, Tomaten- und Paprikawürfeln vermischen.
- Die Fetawürfel darüber verteilen.

Rote Linsensuppe mit Ingwer

1 Schalotte • 75 g rote Linsen • 1 kleine Möhre • 300 ml Gemüsebrühe • 30 ml Kokosmilch • 1 haselnussgroßes Stück Ingwer • 1 TL Olivenöl • 1–2 EL Orangensaft • Salz, Pfeffer • ½ TL Kurkuma • Koriander oder Petersilie nach Geschmack.

- Schalotte abziehen und fein hacken. Möhre schälen und klein schneiden. Beides in Öl andünsten.
- Gemüsebrühe und Kokosmilch angießen und die Linsen dazugeben. Linsen garkochen
- Ingwer fein hacken und zusammen mit Kurkuma in die Suppe rühren. Mit Orangensaft, Salz und Pfeffer abschmecken. Mit Kräutern bestreuen.

Pfannengemüse mit Champignons und Tofu

½ kleiner Zucchino • 1 Stück Lauch • 1 Möhre • ½ rote Paprika • 1 TL Rapsöl • 100 g Bio-Tofu • Meersalz, Pfeffer • frische Petersilie • ¼ Bund Schnittlauch • 1 TL Zitronensaft • 1 Handvoll Champignons • 1 TL Butter • 1 EL Sesam

- Gemüse putzen, waschen und in sehr feine Streifen schneiden. Öl in einem Wok erhitzen und die Gemüsestreifen darin kurz andünsten und an den Rand schieben.

- Tofu in kleine Würfel schneiden und in einer tiefen Pfanne oder im Wok unter ständigen Rühren rundherum bräunen.

- Kräuter waschen und hacken. Mit einem Spritzer Zitronensaft zu dem Gemüse geben. Geputzte Champignons in der Butter anbräunen und mit der Gemüse-Tofu-Mischung anrichten. Würzen und mit Sesam bestreuen.

Putenbrustfilet mit Basengemüse

2 Möhren • 1 kleine Kohlrabi • 1 Handvoll Zuckerschoten • 3 TL Rapsöl • Gemüsebrühe • 1–2 TL Sesamsamen • 2 EL frische Petersilie • 100 g Putenbrustfilet (Bio) • 1 haselnussgroßes Stück Ingwer • Salz, Pfeffer, Paprika

- Gemüse putzen, waschen und klein schneiden. 2 TL Öl in einer Pfanne erhitzen, Gemüse andünsten, mit Brühe auffüllen und etwa 6–7 Minuten dünsten. Mit Gewürzen abschmecken.

- Sesam daruntermischen und Petersilie darüberstreuen. In der Zwischenzeit das Putenbrustfilet in feine Streifen schneiden. Ingwer schälen und fein hacken.

- 1 TL Öl in einer beschichteten Pfanne erhitzen, Putenbrust darin anbraten, mit Salz, Pfeffer und Ingwer würzen.

Literatur

Lohmann, Maria: **Der Basen-Doktor.** TRIAS, 2017.

Lohmann Maria: **Das Säure-Basen-Kochbuch,** TRIAS, 2014.

Lohmann, Maria: **Die 50 besten Säure-Killer**, TRIAS, 2016.

Lohmann Maria: **Laborwerte verstehen.** Mankau, 2016.

Lohmann Maria: **Schüßler-Salze. Wunschgewicht in 4 Wochen**, Goldmann, 2016.

Lohmann Maria: **Natürliche Hausmittel. Bewährte Erfolgsrezepte aus der Naturheilkunde**. BC Publication, 2013.

Lohmann Maria: **So wirken Schüßler-Salze. Die besten Heilanwendungen**. BC Publication, 2013.

Lohmann Maria: **Obst- und Gemüsesäfte, die gesund machen.** Midena, 1998.

Lohmann Maria: **Einstieg in die Naturheilpraxis.** Urban & Fischer, 2006.

Lohmann Maria: **Heiltees, die wirklich helfen**. Weltbild, 1999.

Schüßler, Wilhelm: **Eine abgekürzte Therapie, Anleitung zur biochemischen Behandlung der Krankheiten**. Oldenburg und Leipzig 1898. 25. Auflage, Nachdruck.

von Koerber, Karl et al.: **Vollwert-Ernährung.** Haug Verlag, Heidelberg 2006, 10. Auflage.

von Koerber Karl: **Nachhaltig genießen.** TRIAS, 2012.

Rezeptregister

Stichwortverzeichnis

Liebe Leserin, lieber Leser,

hat Ihnen dieses Buch weitergeholfen? Für Anregungen, Kritik, aber auch für Lob sind wir offen. So können wir in Zukunft noch besser auf Ihre Wünsche eingehen. Schreiben Sie uns, denn Ihre Meinung zählt!

Ihr TRIAS Verlag

E-Mail-Leserservice
kundenservice@trias-verlag.de

Lektorat TRIAS Verlag
Postfach 30 05 04
70445 Stuttgart
Fax: 0711 89 31-748

Bibliografische Information der Deutschen Nationalbibliothek
Die Deutsche Nationalbibliothek verzeichnet diese Publikation in der Deutschen Nationalbibliografie; detaillierte bibliografische Daten sind im Internet über http://dnb.d-nb.de abrufbar.

Programmplanung: Katja Widmann
Redaktion: Elisabeth Blasum, Stuttgart
Bildredaktion: Christoph Frick, Nadja Giesbrecht

Umschlaggestaltung und Layout: CYCLUS Visuelle Kommunikation, Stuttgart

Bildnachweis:
Umschlagfoto: iStock/fotolia (Montage)
Fotos im Innenteil: Gunda Dittrich, Wien:
S. 73, 79, 87; Meike Bergmann, Berlin: S. 16, 39, 58
plainpicture/Kniel Synnatzschke: S. 6, 8/9, 40/41, 64/65; Autorenfoto: Marek & Beier, Münschen

2. überarbeitete Auflage 2018

1. Auflage 2012 TRIAS Verlag in MVS Medizinverlage Stuttgart GmbH & Co. KG

Printed in Germany

Satz und Repro: Fotosatz Buck, Kumhausen
Gesetzt in Adobe InDesign CS6
Druck: AZ Druck und Datentechnik GmbH, Kempten

Gedruckt auf chlorfrei gebleichtem Papier

ISBN 978-3-432-10655-7

Auch erhältlich als E-Book:
eISBN (ePub) 978-3-432-10656-4

1 2 3 4 5 6

Wichtiger Hinweis: Wie jede Wissenschaft ist die Medizin ständigen Entwicklungen unterworfen. Forschung und klinische Erfahrung erweitern unsere Erkenntnisse. Ganz besonders gilt das für die Behandlung und die medikamentöse Therapie. Bei allen in diesem Werk erwähnten Dosierungen oder Applikationen, bei Rezepten und Übungsanleitungen, bei Empfehlungen und Tipps dürfen Sie darauf vertrauen: Autoren, Herausgeber und Verlag haben große Sorgfalt darauf verwandt, dass diese Angaben dem Wissensstand bei Fertigstellung des Werkes entsprechen. Rezepte werden gekocht und ausprobiert. Übungen und Übungsreihen haben sich in der Praxis erfolgreich bewährt.

Eine Garantie kann jedoch nicht übernommen werden. Eine Haftung des Autors, des Verlags oder seiner Beauftragten für Personen-, Sach- oder Vermögensschäden ist ausgeschlossen.